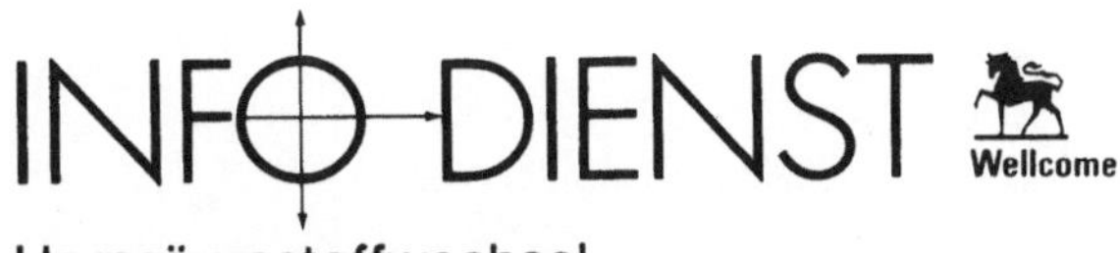

Harnsäurestoffwechsel

Hyperurikämie und Gicht 2

Herausgegeben von N. Zöllner

Diagnose und Differentialdiagnose der Gicht

Unter Mitarbeit von K. W. Frey, F.-D. Goebel
W. Gröbner, M. Schattenkirchner, N. Zöllner

Mit 35 Abbildungen und 1 Tafel

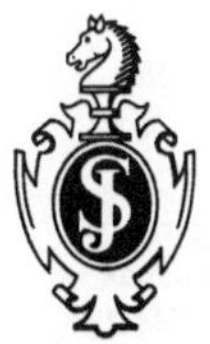

Springer-Verlag
Berlin Heidelberg GmbH 1980

Prof. Dr. med. N. Zöllner
Direktor der Medizinischen Poliklinik
der Universität München
Pettenkoferstr. 8a
D-8000 München 2

Prof. Dr. med. K. W. Frey
PD Dr. med. F.-D. Goebel
Prof. Dr. med. W. Gröbner
Prof. Dr. med. M. Schattenkirchner
Medizinische Poliklinik der Universität München
Pettenkoferstr. 8a
D-8000 München 2

ISBN 978-3-662-24270-4 ISBN 978-3-662-26383-9 (eBook)
DOI 10.1007/978-3-662-26383-9

Dieses Buch ist ein Vorabdruck aus dem Werk „Hyperurikämie und Gicht", Zöllner, N. (Hrsg.)

Ursprünglich erschienen bei Springer-Verlag Berlin Heidelberg New York 1980

2121/3140-543210

Inhaltsverzeichnis

1	**Definition, Diagnose und Differentialdiagnose der Hyperurikämie** (N. Zöllner)	1
1.1	Definition	1
1.1.1	Statistische Festlegung des Normalwertbereiches	2
1.1.2	Pathophysiologische Definition der Hyperurikämie	7
1.1.3	Klinische und prognostische Abgrenzung der Hyperurikämie	7
1.1.4	Definition der Hyperurikämie für den Gebrauch in der Praxis	8
1.2	Diagnose der Hyperurikämie	9
1.2.1	Chemie der Harnsäurebestimmung (Methoden)	9
1.2.2	Voraussetzungen für die Probeabnahme	11
1.3	Differentialdiagnose	13
1.3.1	Vorgehen bei ungeklärter Hyperurikämie	15
2	**Diagnose des akuten Gichtanfalles** (M. Schattenkirchner)	19
2.1	Klinische Charakteristika des Gichtanfalles	19
2.2	Röntgenbefunde	21
2.3	Hyperurikämie	22
2.4	Andere Laboruntersuchungen	23
2.5	Nachweis von Harnsäurekristallen im Gelenkpunktat	23
2.6	Ansprechbarkeit auf Kolchizin	24
2.7	Differentialdiagnose des Gichtanfalles	25
2.8	Differentialdiagnose der chronischen Gicht	30

2.9 Differentialdiagnose der chronischen Arthropathie 31
2.10 Differentialdiagnose der Knoten 31

3 Differentialdiagnose der sekundären Gicht (W. Gröbner) 31

3.1 Pathogenese der Hyperurikämie 33
3.2 Differentialdiagnose der Hyperurikämie . . 34
3.3 Beispiele sekundärer Hyperurikämie mit Gicht 35
3.3.1 Blutkrankheiten 35
3.3.2 Glykogenspeicherkrankheit Typ I 37
3.3.3 Niereninsuffizienz 38
3.3.4 Bartter-Syndrom 38
3.3.5 Arzneimittel 38
3.3.6 Blei 41
3.3.7 Sarkoidose und Berylliose 41
3.3.8 Fasten 42
3.3.9 Psoriasis 42
3.3.10 Hyperparathyreoidismus 42

4 Röntgendiagnostik der Gicht (K. W. Frey) . 43

4.1 Arthrose oder Arthritis 44
4.2 Osteoplastische Periostreaktionen und Tophusverkalkungen 45
4.3 Knoten-Usuren 46
4.4 Intraossäre Tophi 47
4.5 Hellebardenförmige Knochendestruktion . . 49
4.6 Mutilation der Hand- und Fußwurzel 49
4.7 Mutilation der Finger- und Zehengelenke . 51
4.8 Pilzform und Ankylose des Großzehengrundgelenkes 51
4.9 Ankylosen der Finger- und Zehengelenke . 51
4.10 Arthritis urica der großen Gelenke 53
4.11 Röntgenologische Differentialdiagnostik der Arthritis urica der Hände und Füße 60
4.11.1 Weichteiltophi 60
4.11.2 Knochendefekte 62
4.11.3 Osteoplasien 66
4.11.4 Arthrose 66

5 Beteiligung der Nieren (F.-D. Goebel) . . . 68

5.1 Nierenparenchymschäden 69
5.2 Nephrolithiasis 71
5.3 Pyelonephritis 72
5.4 Untersuchungsgang bei der Diagnostik . . . 73
5.4.1 Harnuntersuchung 73
5.4.2 Serumproben 76
5.4.3 Hypertonie 77
5.4.4 Ultraschalldiagnostik 77
5.4.5 Röntgenuntersuchung 78
5.4.6 Nierenbiopsie 79
5.5 Niereninsuffizienz als Ursache einer sekundären Gicht 79

Literatur 81

Tafelanhang 85

1 Definition, Diagnose und Differentialdiagnose der Hyperurikämie

N. Zöllner

1.1 Definition

Als Hyperurikämie bezeichnet man Harnsäurekonzentrationen im Plasma oder Serum, die über dem Normalbereich liegen. Die Feststellung einer Hyperurikämie setzt also einerseits eine zuverlässige Methode für die Harnsäurebestimmung voraus, andererseits erfordert sie eine Festlegung dessen, was als normal bezeichnet wird.
Die Grenzen des Normalen können verschieden definiert werden. Die einfachste Definition ist eine statistische, bei der die Ergebnisse an einer Population, die nach den üblichen medizinischen Kriterien als gesund zu bezeichnen ist, für die Festlegung des *Normalwertbereiches* verwendet werden. Eine zweite, mit der statistischen Definition nicht notwendigerweise übereinstimmende Definition des Normalen kommt aus der klinischen Erfahrung, eine weitere aus der Pathophysiologie. Man kann als normal aber auch jene Bereiche bezeichnen, die mit einer möglichst langen Gesundheit bzw. einer möglichst hohen Lebenserwartung verbunden sind. Die Gicht ist ein Beispiel für die meist übersehenen Schwierigkeiten bei der Beurteilung des „Laborwertes".

Zu den methodisch bedingten Unterschieden in der Definition des Normalwertes treten physiologische Beeinflussungen, die dazu führen, daß die Grenzen des Normalen bei Männern und Frauen verschieden liegen, daß sie altersabhängig sein können und daß die Umwelt, einschließlich der Nahrungsaufnahme (als einer Art Verbindung mit der Umwelt) eine erhebliche Rolle spielt. Es muß also besprochen werden, wie die verschiedenen genannten Faktoren die Festlegung der Grenzen des Normalen beeinflussen, und wie viele Gesichtspunkte deshalb in die Beantwortung der Frage, ob ein zuverlässig erhobener Harnsäurewert hyperurikämisch oder normal ist, eingehen. Für Klinik und Praxis wird sich eine pragmatische Lösung ergeben, die in erster Linie auf der klinischen Erfahrung und der pathologischen Physiologie beruht. Es wird dabei auch deutlich werden, daß „wissenschaftliche Arbeiten", die ohne Angabe präziser Definitionen zwischen normalen Harnsäurewerten und Hyperurikämie unterscheiden, oder gar Befunde bei

„Hyperurikämikern" den Befunden bei „Normalen" gegenüberstellen, ziemlich wertlos sind. Selbstverständlich ist ein Harnsäurespiegel über 10 mg/dl immer als hyperurikämisch anzusehen, ein Spiegel um 4 mg/dl immer als normal. Aber gerade im Falle der Harnsäure liegt die Mehrheit der erhobenen klinisch-chemischen Befunde im „Grenzbereich". Man muß also wissen, wie man die Grenze des Normalen definiert hat, und im Falle einer wissenschaftlichen Mitteilung muß man diese Definition in die Mitteilung einbringen.

1.1.1 Statistische Festlegung des Normalwertbereiches

Die übliche Definition des Normalwertbereiches besagt, daß er die überwiegende Mehrzahl der Werte, die bei gesunden Personen gefunden werden, umfaßt. Man hat sich geeinigt, daß im Normalwertbereich 95% aller Befunde, die bei Gesunden erhoben werden, zu liegen haben, gleichgültig ob die Verteilung der Werte einer „Normalverteilung" entspricht oder nicht. Handelt es sich um eine statistische Normalverteilung, so liegen 95,45% aller Beobachtungen innerhalb des Bereiches $\bar{x} \pm 2\,s$ (Abb. 1), läßt sich eine so einfache Behandlung der Daten nicht erreichen, so schneidet man bei einer kumulativen Auftragung aller Werte die untersten und obersten 2,5% der Werte von Gesunden aus dem Normalwertbereich heraus. Bei dieser Art des Vorgehens liegen 2,27–2,5% der bei Gesunden bzw. anscheinend Gesunden gefundenen Werte außerhalb des Normalwertbereiches jeweils

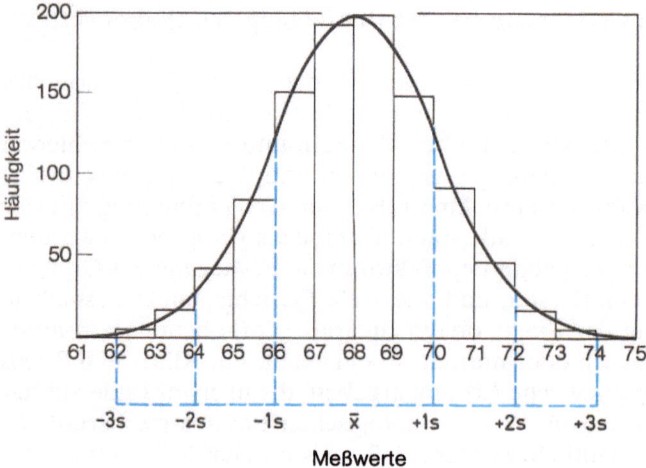

Abb. 1. Histogramm von 1000 (hypothetischen) Meßwerten und die entsprechende Kurve der Normalverteilung

oberhalb bzw. unterhalb der Grenzen. Dies bedeutet, daß jeder Vierzigste fälschlich als hyperurikämisch im statistischen Sinne bezeichnet wird.

(Selbstverständlich kann man die Normalwertgrenzen weiter stecken, aber je weiter man diese Grenzen steckt, desto undeutlicher werden die Abgrenzungen gegenüber krankhaften Werten. Die Festlegung auf die 95%-Grenze bedeutet einen Kompromiß, dessen Brauchbarkeit für jeden einzelnen Laboratoriumswert zu prüfen ist. Keinesfalls handelt es sich jedoch bei den statistischen Normalwertbereichen, die bei gesunden Personen gewonnen werden, um „harte Daten", die eine Entscheidung über hier krank dort gesund erlauben.)

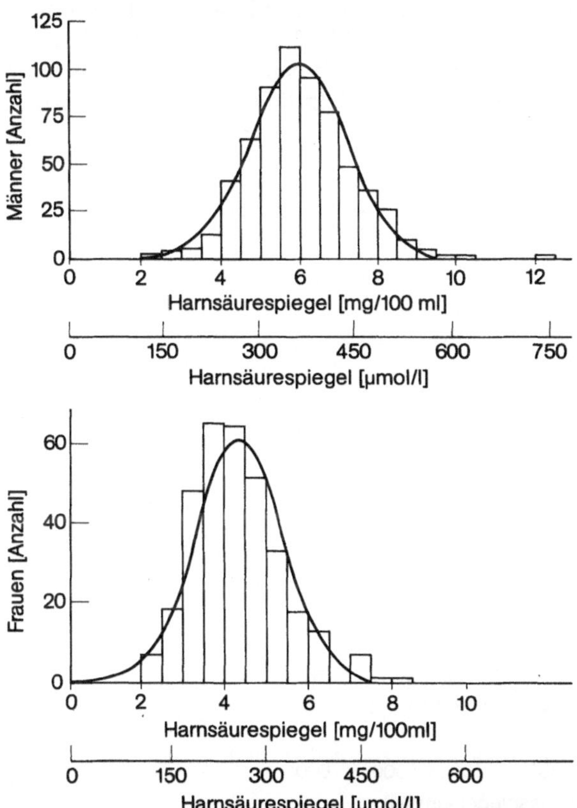

Abb. 2. Häufigkeitsverteilung der Harnsäureplasmaspiegel bei Männern (oben) und Frauen (unten) im Vergleich zu einer an den Mittelwert angepaßten Normalverteilung. Ordinate: Anzahl, Abszisse: Harnsäureplasmaspiegel in mg/100 ml und μmol/l. Der Maßstab der Ordinate ist bei Frauen gegenüber Männern vergrößert. (Nach GRIEBSCH und ZÖLLNER, 1973)

Die Anwendung des Gesagten auf die Bewertung der Serumharnsäure findet man in Abb. 2. Beim ersten Blick sieht es so aus, als ob eine statistische Normalverteilung vorläge. Genaueres Hinsehen zeigt jedoch, besonders bei den Werten, die bei Frauen gewonnen wurden, daß auf der linken Seite der Kurve das Histogramm jeweils über die Kurve hinausragt, während es rechts vorwiegend unter der Kurve liegt. Da bei der Normalverteilung der häufigste Wert und der Mittelwert identisch sein müssen, beweist die Darstellung, daß bei der Harnsäure keine Normalverteilung vorliegt, die Kurve vielmehr statistisch gesehen „schief" ist: Das Histogramm ist ehrlicher als die rein rechnerische Angabe von $\bar{x}$ und s.
Werden die gleichen Werte in einer Summen-Häufigkeits-Kurve aufgetragen (Abb. 3), so kommt man zum gleichen Ergebnis. Die Abb. 3 zeigt nicht nur noch sinnfälliger als die Abb. 2, daß der Normalbereich der Harnsäurewerte beim weiblichen Geschlecht anders liegt als beim männlichen, sie zeigt vor allem auch, daß letztlich seltene Extremwerte den „Normalwertbereich" bestimmen.

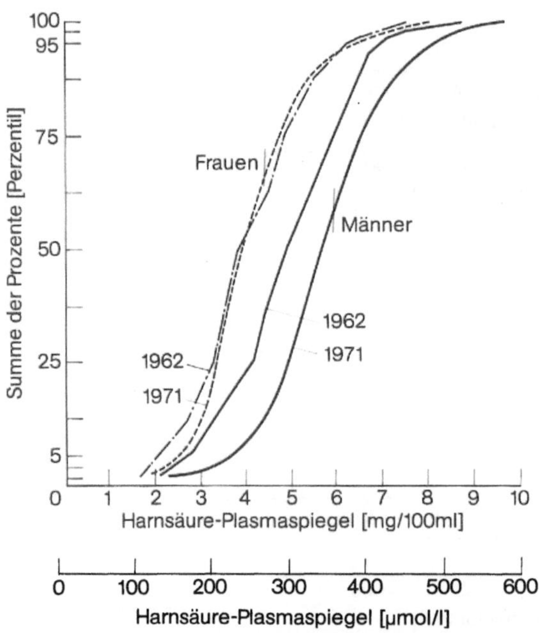

Abb. 3. Kumulative Auftragung der Harnsäurespiegel. Diese Art der Auftragung macht Abweichungen von der statistischen Normalverteilung deutlich. Vor allem bei den Frauen ist der untere Teil der Kurve steiler und der durch den senkrechten Strich gekennzeichnete Mittelwert liegt über 50%, wo er bei echter Normalverteilung liegen müßte

Von der Abb. 3 ausgehend gelangt man zu Abb. 4, in der die relativen Häufigkeiten dargestellt sind. Auch hier sind wieder die häufigeren Werte niedriger als die Mittelwerte und zeigen, daß der Mittelwert durch eine verhältnismäßig kleine Zahl von „Normalpersonen" mit höheren Harnsäurewerten bestimmt wird.

Unabhängig von der verwendeten statistischen Methode ergeben sich bei der Normalbevölkerung Grenzwerte der Hyperurikämie, die bemerkenswert ähnlich sind (Tabelle 1). Wir können daraus zunächst einmal schließen, daß für die Auswertung der Befunde die statistische Methode keine allzu große Rolle spielt, zumindestens bei Männern. Wir haben nun zu betrachten, welche anderen Faktoren selbst die statistischen Festlegungen beeinflussen.

Bereits Abb. 3 und Tabelle 1 zeigen, daß unabhängig von der Methodik der Auswertung ein Geschlechtsunterschied besteht, der schon

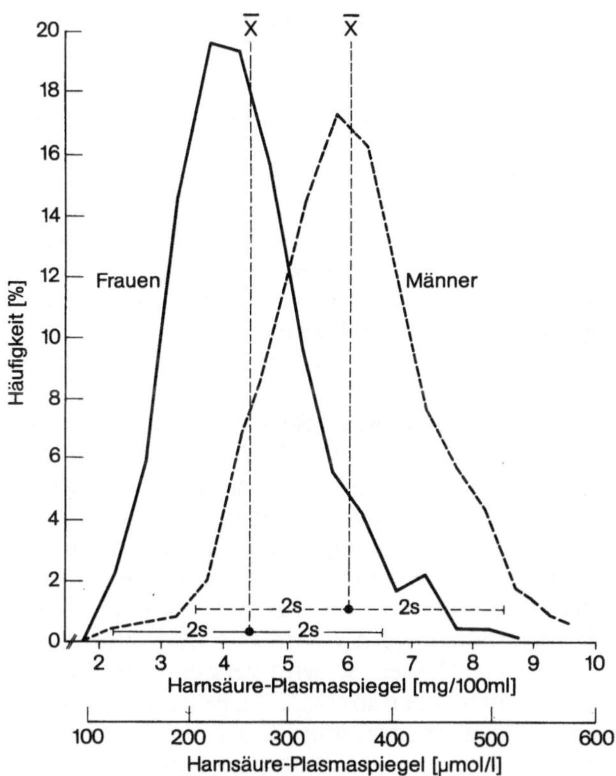

Abb. 4. Relative Häufigkeitsverteilung der Harnsäureplasmaspiegel 1971 bei Männern und Frauen in Prozent der jeweiligen Gesamtzahl, Mittelwert ($\bar{x}$)

Tabelle 1. Statistische Festlegung der Hyperurikämiegrenze aufgrund einer Bevölkerungsuntersuchung in Süddeutschland, 1971 (GRIEBSCH und ZÖLLNER, 1975)

	Definition der Hyperurikämiegrenze	
	$\bar{x} + 2s$	97,5%
Männer		
mg/dl	8,44	8,60
µmol/l	502	512
Frauen		
mg/dl	6,47	7,10
µmol/l	385	422

lange bekannt ist. Solche Geschlechtsunterschiede sind auch bei anderen Normalwertbereichen bekannt, z. B. beim Serumcholesterin oder beim Grundumsatz. Eine Durchsicht der Literatur ergibt aber weitere Abhängigkeiten, z. B. Frauen vor allem vom Lebensalter (wahrscheinlich im Zusammenhang mit der Menopause) während bei Männern keine deutliche Altersabhängigkeit festgestellt werden kann. Der Normalwertbereich bei Frauen ist also von der Altersverteilung des gewählten Kollektivs abhängig. Eine interessante weitere Abhängigkeit ergibt sich bei Betrachtung des Körpergewichtes. Wenngleich die Streuung ziemlich groß ist, so kann doch statistisch zuverlässig festgestellt werden, daß mit zunehmendem Körpergewicht auch die obere Grenze des Normalwertbereiches der Serumharnsäure ansteigt. Dementsprechend wird man wiederum, selbst bei gegebener Altersunabhängigkeit, in einem Sportlager mit Normalgewichtigen einen niedrigeren Normalwertbereich feststellen, als in einem Ferienhotel mit einem hohen Anteil übergewichtiger Männer.

Die Überlegungen lassen sich fortspinnen. So haben GRIEBSCH und ZÖLLNER (1973) gezeigt, daß unter den Berufsgruppen, die mit Lebensmitteln zu tun haben, speziell bei Köchen, die Harnsäurewerte deutlich höher lagen als in der gesamten Bevölkerung, obwohl das Durchschnittsgewicht der Köche nur wenig höher als das der untersuchten Gesamtbevölkerung war. Nimmt man nun noch hinzu, daß verhältnismäßig harmlose Arzneimittel, wie z. B. Salizylate, und Arzneimittel die regelmäßig genommen werden, wie z. B. Ovulationshemmer, die Harnsäurespiegel beeinflussen, so wird verständlich, daß die rein statistische Aufarbeitung von noch so sorgfältig gewonnenen Werten von Personen, deren Gesundheitszustand auch objektiv gut ist, zwar zu statistisch sauberen Werten führen kann, aber nicht zu biologisch oder klinisch brauchbaren Werten führen muß. Dies entwertet die Bedeutung solcher Untersuchungen keinesfalls, vor allem nicht ihre demographischen Aspekte, die mannigfaltig, z. B. in Bezug auf die Ernährung, ausgewertet werden können; aber für den Arzt haben Untersuchungen dieser Art doch verhältnismäßig wenig Zweck.

1.1.2 Pathophysiologische Definition der Hyperurikämie

Die Frage der Löslichkeit der Harnsäure wurde bereits in Band 1[1] diskutiert. Es wurde auch bereits erörtert, daß bei Überschreitung des Löslichkeitsproduktes Harnsäurekristalle (genauer: Uratkristalle) ausfallen können, die für die Manifestation der Gicht verantwortlich sind. Diese grundsätzliche Betrachtung haben PETERS und VAN SLYKE bereits 1946 angestellt und damals für das Natriumurat eine Löslichkeit im Plasmawasser (beim pH-Wert von 7,4 und der bekannten Ionenkonzentration) von 6,4 mg/dl (380 µmol/l) berechnet. Diese Werte gelten wohlgemerkt für das Plasmawasser, eine virtuelle Lösung, die im Körper nicht vorkommt. Über die Löslichkeit der Harnsäure im Plasma selbst ist wenig bekannt. KLINENBERG und Mitarbeiter geben an, Lösungen von 8,5 mg/dl hergestellt zu haben; sie bezeichnen diese Lösungen als übersättigt. Die Befunde von KLINENBERG erklären, daß im Plasma Harnsäurekonzentrationen festgestellt werden, die über der „Löslichkeitsgrenze" liegen.
Für das Verständnis der Gicht sind die Werte von PETERS und VAN SLYKE entscheidend, denn die interstitielle Flüssigkeit ist eiweißarm und dürfte mit ihrer Löslichkeit für Natriumurat in der Nähe des für das Plasmawasser berechneten Wertes liegen. Dies stimmt mit der klinischen Beobachtung überein, daß Gichtanfälle im allgemeinen nur bei Harnsäurespiegeln über 6,5 mg/dl auftreten.

1.1.3 Klinische und prognostische Abgrenzung der Hyperurikämie

Die Definition des Normalwertbereiches leitet sich ausschließlich aus der Untersuchung anscheinend Gesunder ab, erlaubt also grundsätzlich keine Aussagen darüber, ob der Bereich der Werte, die bei Kranken gewonnen wurden, sich mit dem Normalwertbereich überlappt. Abb. 5 zeigt dies unter Verwendung des süddeutschen Normalwertbereiches von 1971 und Angaben über die Harnsäurespiegel von Gichtpatienten aus der amerikanischen Literatur. So weisen auch seit längerer Zeit eine Reihe von Autoren darauf hin, daß im Bereich von 6,0–8,0 mg/dl

1 Hyperurikämie und Gicht, Bd. 1.

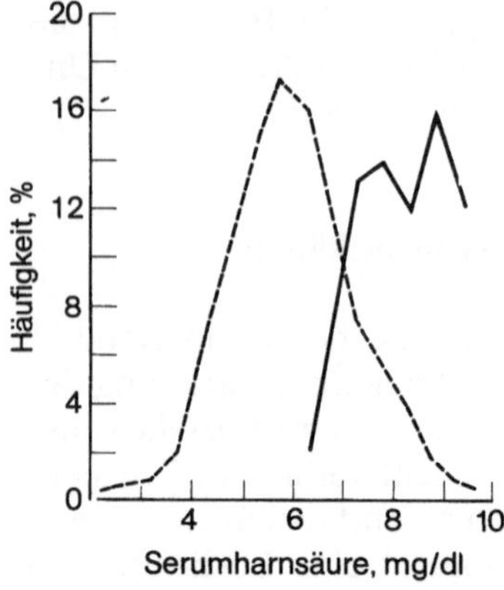

Abb. 5. Häufigkeitspolygone der Serumharnsäure von Gesunden (Süddeutschland 1971) und Gichtpatienten (Daten aus der U.S. Literatur). Die gewählte Darstellungsweise läßt die Überschneidung der Kollektive erkennen

(SEEGMILLER et al.) oder von 6,5–8,5 mg/dl (unsere eigenen Erfahrungen) eine Grauzone besteht, deren Harnsäurewerte sowohl bei Gesunden als auch bei Gichtkranken vorkommen.

Diese Überlappungen sähen wahrscheinlich anders aus, wenn man vor Gewinnung des Normalwertbereiches die Träger des Gens der familiären Hyperurikämie eliminieren könnte. Hierzu fehlen jedoch noch handhabbare Heterozygotenteste. Ebenfalls anders lägen die Überlappungen, wenn es gelänge, die mit der Hyperurikämie verbundenen zukünftigen Risiken vorab zu erkennen und auch Personen aus Risikogruppen aus dem Normalwertbereich in korrekter Weise zu eliminieren.

Letzten Endes werden sich die Überlappungen zwischen einem Patientenkollektiv und dem Normalwertbereich immer dann ändern, wenn Umwelteinflüsse auf den Harnsäurespiegel, speziell die Ernährung, sich ändern.

Nach unseren eigenen klinischen Beobachtungen kommen Gichtanfälle bei Harnsäurespiegeln unter 6,5 mg/dl äußerst selten vor. Bis 1973 beobachteten wir zwei Fälle, seither keine mehr. Der Prozentsatz lag bereits 1973 unter 1%. Heute gehen wir davon aus, daß bei einem Gichtanfall Werte unter 6,5 mg/dl nur dann gefunden werden, wenn der Patient akut oder chronisch unter einer Therapie steht oder wenn er kurz vor dem Anfall seine Ernährungsweise drastisch geändert hat.

1.1.4 Definition der Hyperurikämie für den Gebrauch in der Praxis

Weil die Gicht und die Nephrolithiasis die wichtigsten, und bei langfristigem Bestehen der Hyperurikämie fast unausweichlich auftretenden Folgen der Hyperurikämie sind, muß die Definition der Normalwert-

grenze von der Gicht ausgehen, und man muß alle Harnsäurewerte über 6,5 mg/dl als hyperurikämisch bezeichnen.
Für differenziertere Betrachtungsweisen lohnt es sich jedoch auch in der Praxis, die anderen Normalwertgrenzen, wie sie in Tabelle 1 dargestellt sind, im Auge zu behalten. So kann bei Frauen die Erhöhung der Plasmaharnsäure auf Werte zwischen der oberen Normalwertgrenze und 6,5 mg/dl Ausdruck einer anderen Krankheit, die mit Hyperurikämie einhergeht, sein ohne eine Disposition zur Gicht zu bedeuten. Bei den Männern liegt der entsprechende Fall anders: Für die Diagnose einer durch eine Krankheit verursachten Hyperurikämie wird man eine Erhöhung über die heute sehr hoch liegenden statistischen Normalwertbereiche fordern müssen.
Die Grauzone zwischen Hyperurikämie, die zur Gicht führen kann (6,5 mg/dl), und der statistischen Hyperurikämiegrenze (Tabelle 1), ist bei den Männern ein Bereich, in dem zwischen dem potentiellen Gichtiker und der ernährungsbedingten Hyperurikämie schwer unterschieden werden kann (s. S. 13ff.).

1.2 Diagnose der Hyperurikämie

1.2.1 Chemie der Harnsäurebestimmung (Methoden)

Alle modernen Methoden zur Bestimmung der Harnsäure beruhen auf der spezifischen Oxidation dieser Substanz durch Urikase zu Allantoin.

$$\text{Harnsäure} + 2\,H_2O + O_2 \xrightarrow{\text{Urikase}} \text{Allantoin} + CO_2 + H_2O_2$$

Bei dieser Reaktion wird der Sechserring (vgl. Hyperurikämie u. Gicht, Bd. 1, S. 10) der Harnsäure aufgebrochen, die Doppelbindungen verschwinden aus dem verbleibenden Ring und es entsteht Wasserstoffperoxid.
Die älteren Methoden zur Bestimmung der Harnsäure beruhten auf der Reduktion von Phosphorwolframsäure durch Harnsäure, wobei ein blauer Farbstoff entstand. Die Methode war jedoch weder ganz quantitativ noch sehr spezifisch. Man konnte sie sehr viel spezifischer machen, indem man die Reaktion einer Probe mit Phosphorwolframsäure sowohl vor als auch nach der Einwirkung von Urikase durchführte und Harnsäure aus der Differenz bestimmte.
Methoden dieser Art sind noch weithin im Gebrauch, vor allem in angelsächsischen Ländern. Ihr Vorzug sind Einfachheit und geringe Störanfälligkeit, ihre Nachteile eine gewisse Umständlichkeit; außer-

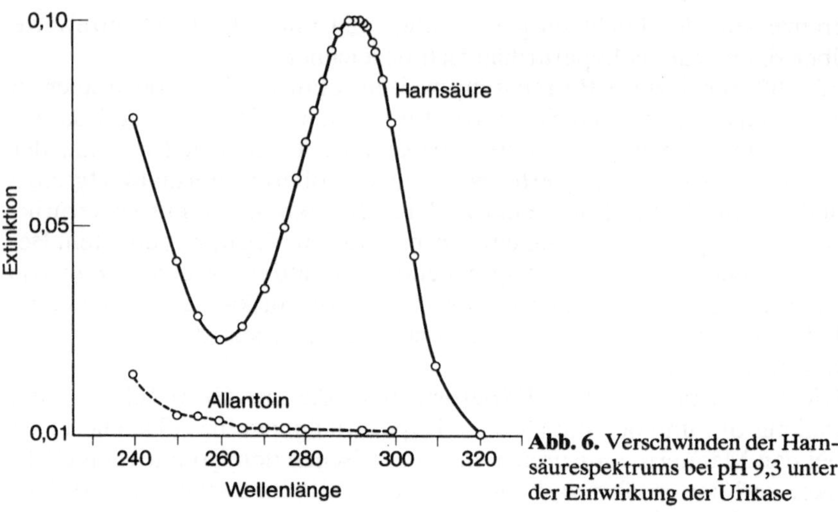

Abb. 6. Verschwinden der Harnsäurespektrums bei pH 9,3 unter der Einwirkung der Urikase

dem sind die Ergebnisse häufig etwas zu niedrig. Es handelt sich jedoch bei dieser Differenzmethode durchaus um eine enzymatische Methode, deren Resultate wissenschaftlich verwendet werden können, wenn sie sorgfältig durchgeführt wird.

Wegen methodischer Vorbehalte gegen die Phosphorwolframsäuremethode haben wir (ZÖLLNER, 1963) in Deutschland die direkte Bestimmung des Verschwindens der Harnsäure aus dem Serum unter Urikaseeinwirkung durch Photometrie im Ultraviolettbereich eingeführt. Diese Methode beruht darauf, daß Harnsäure bei 293 nm ein Absorptionsmaximum hat, während Allantoin dort kein Licht absorbiert (Abb. 6). Die Methode bestimmt also die Oxidation der Harnsäure direkt und ist dementsprechend nach wie vor als die Referenzmethode anzusehen. Sie ist mehrfach modifiziert worden; für eine leicht greifbare Beschreibung wird auf SCHEIBE und Mitarbeiter (1974) verwiesen.

Die Nachteile der Methode bestehen neben dem verhältnismäßig hohen apparativen Aufwand (UV-Spektrophotometer, Quarzküvetten) in der Notwendigkeit, äußerst sorgfältig zu arbeiten, weil sich die Harnsäurekonzentration als kleine Differenz großer Extinktionswerte ergibt. Ihr Vorteil ist die absolute Spezifität.

Heute ist die gängigste Methode eine Bestimmung, bei der nicht das Verschwinden der Harnsäure (oder das Auftreten des Allantoins) gemessen, sondern bei der das Oxidationsprodukt Wasserstoffperoxid weiter umgesetzt wird. Unter der Einwirkung der Katalase oxidiert Wasserstoffperoxid eine stöchiometrische Menge Methanol zu Formaldehyd.

$$H_2O_2 + CH_2OH \xrightarrow{\text{Katalase}} 2\,H_2O + HCHO$$

Anschließend wird Formaldehyd mit Acetylaceton und Ammoniak umgesetzt, wobei ein gelber Farbstoff entsteht, dessen Intensität der Harnsäurekonzentration proportional ist.
Diese Methode (vgl. SCHEIBE et al., 1974) ist die heute wohl meist gebrauchte. Da der gebildete Farbstoff im sichtbaren Licht (bei 405 nm) absorbiert wird, sind die apparativen Voraussetzungen wesentlich billiger, außerdem ist der Test kommerziell erhältlich. Unserer eigenen Erfahrung nach (100 Vergleiche) stimmen die Ergebnisse mit denen der direkten spektrophotometrischen Bestimmung weitgehendst überein. Nachteilig ist die Erhöhung des Leerwertes durch Arzneimittel, die in der Gichtbehandlung verwendet werden, so daß bei der Analyse von Gichtikerseren sorgfältig und im Duplikat bestimmt werden sollte. Doppelwerte, die nicht ausreichend gut übereinstimmen, sollten, wie auch bei der spektrophotometrischen Bestimmung, verworfen werden.

1.2.2 Voraussetzungen für die Probenabnahme

Für diagnostische Zwecke, besonders aber für Zwecke der Beurteilung einer Therapie sollten Harnsäurebestimmungen grundsätzlich nur an dem morgens entnommenen Nüchternserum durchgeführt werden. Der methodische Grund hierfür ist, daß eine Trübung des Serums durch resorbierte Triglyzeride (Chylomikronen) die Bestimmungsgenauigkeit verringert, der physiologische Grund ist eine deutliche Tagesrhythmik, die es nicht erlaubt, Unterschiede zwischen Werten, die unter verschiedenen Bedingungen gewonnen wurden, zuverlässig auf therapeutische Maßnahmen zu beziehen.
Die grundsätzliche Beschränkung der Analyse auf den Frühnüchternwert bedeutet nicht, daß die Untersuchung von Proben, die zu anderen Tageszeiten gewonnen wurden, zwecklos ist. Speziell beim Gichtanfall wird man vor Einleitung der Behandlung eine Blutprobe abnehmen (es sei denn, die Diagnose ist ohnedies sicher) und mit der Abnahme nicht erst bis zum nächsten Morgen warten, geschweigedenn die Therapie so lange zurückstellen. Leider enthalten einige Bücher über die Bewertung von Laboruntersuchungen den Vermerk, daß Nüchternblut nicht notwendig ist; dies ist falsch.
Am häufigsten wird Harnsäure im Zusammenhang mit der Diagnose und der Therapie der Gicht und der Nephrolithiasis bestimmt, daneben bei Durchuntersuchungen zur Beurteilung eines Gesundheitsrisikos. In all diesen Fällen hat man sorgfältig darauf zu achten, daß der Patient

vor der Blutabnahme seine Lebensgewohnheiten nicht ändert. Dies bedeutet, daß vor der Blutabnahme die Eßgewohnheiten, wie sie in den letzten Wochen und Monaten bestanden haben, beibehalten werden müssen. Dies bedeutet auch, daß der für den Patienten übliche Alkoholkonsum am Tage vor der Untersuchung nicht geändert und eine chronische Arzneimitteltherapie vor der Blutabnahme nicht abgesetzt werden darf. Ändert man nämlich eine dieser drei genannten Größen, so ändert man auch den Frühnüchternwert der Harnsäure und kann keine Rückschlüsse auf die Situation ziehen, in der sich der Patient zur Zeit seiner Erkrankung bzw. seiner Untersuchung befand.

Wird unter den geschilderten Bedingungen eine Hyperurikämie festgestellt, so kommen neben den genannten drei Faktoren (Ernährung, Alkohol, Medikamente) nur noch Krankheiten als Ursache in Betracht. Stellt sich also die Frage, ob eine Hyperurikämie exogen (d. h. durch einen der drei Faktoren bedingt) oder endogen (d. h. krankheitsbedingt) ist, so kann man, falls diese Frage nicht klinisch zu entscheiden ist, durch Reduktion der exogenen Faktoren eine Lösung finden. Dies ist allerdings nur selten notwendig. Immerhin lohnt es sich gelegentlich festzustellen, ob bei einer Nephropathie die Hyperurikämie auf die Nierenkrankheit oder auf die verwendeten Saluretika zurückzuführen ist, oder ob bei einem Patienten mehr das Essen oder mehr das Trinken für die Hyperurikämie verantwortlich gemacht werden muß.

Normourikämie ist das Ziel der Behandlung. Nicht ganz selten ist sie allerdings auch das Resultat einer Behandlung mit Arzneimitteln, die nicht gegen die Hyperurikämie eingesetzt wurden, aber zu deren Nebenwirkungen eine Erhöhung der Harnsäureausscheidung gehört. Dies ist für die Diagnostik der Gicht bzw. einer früher bestehenden Hyperurikämie insofern wichtig, als in den ersten Monaten nach erreichter Normalisierung der Harnsäure im Plasma und Interstitium Gichtanfälle noch auftreten können. Ein normaler Harnsäurespiegel beim behandelten Patienten schließt also die Diagnose eines Gichtanfalles nicht aus, falls diese Behandlung in den letzten Monaten vor dem Gichtanfall in Gang gesetzt wurde. Als Ursachen für solche Normalisierung früherer hyperurikämischer Harnsäurespiegel kommen, neben der gezielten Therapie der Hyperurikämie in Frage, mäßige Reduktionsdiäten, die aus anderen Gründen eingehalten werden, Beginn einer Alkoholabstinenz z. B. im Rahmen der Behandlung einer Hepatopathie, Behandlung mit Dicumarol- bzw. Phenylindandionderivaten zur Senkung des Prothrombinspiegels, Zufuhr von Muskelrelaxantien und sogar die Wirkung einiger oraler Antidiabetika. Ganz sicher ist man vor Überraschungen nie, und eines der wirksameren urikosurischen Medikamente wurde ganz zufällig entdeckt, als man Gichtanfälle bei normourikämischen Patienten unter diesem Medikament, das seinerzeit unter anderer Indikation gegeben wurde, fand.

1.3 Differentialdiagnose

Aus Gründen, die bereits besprochen wurden, müssen Essen und Trinken heute als die häufigsten Ursachen einer mäßigen Hyperurikämie angesehen werden. Der differentialdiagnostische Wert einer mäßigen Hyperurikämie ist dadurch heute stark eingeschränkt, und zwar umsomehr je deutlicher der Patient die Zeichen der Überernährung bzw. des reichlichen Alkoholkonsums an sich trägt.

Für die Differentialdiagnose zwischen einzelnen Krankheiten ist die Bestimmung der Harnsäure verhältnismäßig unwichtig. Sie ist wichtig für die Diagnose der Gicht und der Uratnephrolithiasis, häufiger Krankheiten, und sie kann gelegentlich zu einer genaueren Beschreibung von Funktionsstörungen der Niere mit herangezogen werden. Neben ihrer Bedeutung in der Diagnostik der Gicht hat sie aber einen beachtlichen Wert als Suchtest, denn eine Hyperurikämie weist nicht ganz selten auf Ernährungsschäden bzw. auf unerwartete Krankheiten des hämatopoetischen Systems oder des Stoffwechsels hin. So wird man, nach Feststellung einer Hyperurikämie im Bereich von 6,5–8,5 oder 9 mg/dl prüfen, ob eine Adipositas oder ein vermehrter Alkoholkonsum vorliegt und gegebenenfalls den Patienten darauf hinweisen, daß er seine Gesundheit gefährdet. Im Laufe der Jahre haben wir aber auch zunächst unerwartete hämatologische Krankheitsbilder festgestellt, frühzeitig gewisse Nierenleiden diagnostiziert und gelegentlich Stoffwechselraritäten gefunden. In einem Fall war es uns unmöglich, die Herkunft einer Hyperurikämie zu klären.

Läßt sich eine Hyperurikämie nicht ohne weiteres auf eine familiäre Gicht oder auf Überernährung zurückführen, so empfiehlt es sich zur Feststellung der häufigeren Formen der Hyperurikämie zunächst einmal an Krankheiten des hämatopoetischen Systems und der Nieren zu denken. Diagnostisch genügen hierfür eine sorgfältige Anamnese, eine genaue Auswertung des Differentialblutbildes und eine Bestimmung von Kreatinin, Harnstoff-N und Kalium im Serum. Tabelle 2 gibt die Vielfalt der Ursachen einer Hyperurikämie wieder; es sei auch an das Kapitel über das Fließgleichgewicht[2] erinnert, aus dem her-

2 Hyperurikämie und Gicht, Bd. 1, S. 57ff.

Tabelle 2. Ursachen der Hyperurikämie. Einige der Ursachen haben mehrere Angriffspunkte und erscheinen deshalb doppelt, einige sind exemplarisch ohne Anspruch auf Vollständigkeit der Liste, speziell im Bereich der Hämatologie. (Weitere Angaben bei ZÖLLNER, 1976)

- Vermehrte Harnsäurebildung
  - aus exogenen Purinen durch
    - Überernährung
    - Bevorzugung nukleinsäure- bzw. purinreicher Lebensmittel
  - aus endogenen Purinen durch
    - vermehrten Purinumsatz bei erhöhtem Zellkernumsatz
      - Polyzythämie
      - Osteomyelosklerose mit myeloischer Metaplasie
      - Akute Leukämien
      - Chronische myeloische Leukämien
      - Zytostatische Therapie und Bestrahlungen
      - Remission von Anämien, speziell Perniziosa und hämolytischen Anämien
    - vermehrten Purinumsatz bei Störungen der Purinsynthese bzw. des Nukleotidstoffwechsels
      - Mangel an Hypoxanthin-Guanin-Phosphoribosyltransferase (partiell oder komplett) bei primärer juveniler Gicht oder Lesch-Nyhan-Syndrom
      - Vermehrung der Phosphoribosylsynthetase
      - Mangel an Glukose-6-phosphatase bei Glykogenose Typ I
      - Rasche Zufuhr von Fruktose, Sorbit oder Xylit
      - Vermehrte Harnsäurebildung unbekannter Genese
- Verringerte Ausscheidungskapazität der Nieren
  - durch Verringerung der funktionierenden Nephronen bei
    - chronischen Nephropathien mannigfacher Genese
    - Verminderung der Nierendurchblutung, z. B. bei der Hypthyreose
    - Bleinephropathie
  - durch Störung der Tubulusfunktion (verminderte Sekretion und/oder vermehrte Rückresorption) bei
    - Hyperlaktacidämie
      - Hohe Alkoholspiegel
      - Mangel an Glukose-6-phosphatase
      - Schwangerschaftstoxikose
      - Sarkoidose
    - Hyperbetahydroxybutyrat
      - Fasten
      - Diabetische Ketoacidose
    - Bleinephropathie
    - Arzneimittel
      - Salicylate in niedriger Dosis, Pyrazinamid
      - Saluretika
      - Bartter-Syndrom
- Pathophysiologisch nicht zuzuordnende Hyperurikämien
  - Down-Syndrom
  - Psoriasis

vorging, daß bei der Hyperurikämie immer eine Überproduktion oder eine verminderte Ausscheidung oder eine Kombination aus beiden vorliegen muß.

1.3.1 Vorgehen bei ungeklärter Hyperurikämie

Führen Ernährungs- und Arzneimittelanamnese sowie die Untersuchungen des blutbildenden Systems und der Nierenfunktion nicht zur Klärung einer Hyperurikämie, die man auch nicht mit einer Gichtikerfamilie in Zusammenhang bringen kann, so ist im Interesse des Patienten, seiner eventuellen Therapie, aber auch im Interesse des ärztlichen Verständnisses eine weitere Klärung unerläßlich. Diese weitere Klärung muß stationär erfolgen, da nur unter diesen Bedingungen eine genaue Überwachung des Patienten und eine präzise Sammlung seiner Exkremente möglich, wenngleich auch nicht immer gesichert sind. Zu unserem Erstaunen haben wir in den meisten so untersuchten Fällen normale Verhältnisse gefunden und nachträglich feststellen müssen, daß Medikamente, über die mit dem Arzt nicht gesprochen wurde, ungenaue Anamnesen, ungenaue Voruntersuchungen der Hämatologie und der Ausscheidungsfunktionen, aber gelegentlich auch beabsichtigter Unterschleif für die Hyperurikämie verantwortlich waren. An Raritäten haben wir auf diesem Wege im Laufe der Jahre nur zwei entdeckt. Dagegen haben wir vielen Patienten durch ein genaues Verständnis des Pathomechanismus ihrer Hyperurikämie ebenso helfen können wie ihren behandelnden Ärzten.
Die eigentliche Fragestellung bei der genaueren Abklärung einer Hyperurikämie, die anderweitig nicht zu deuten ist, ist die, ob die Hyperurikämie mit einem vermehrten Harnsäureumsatz einhergeht oder nicht. Ein vermehrter Harnsäureumsatz ist, entsprechend dem Fließgleichgewicht der Harnsäure, durch die Messung der Harnsäureausscheidung im *steady state* festzustellen.
Die zwei wichtigsten Voraussetzungen für die Feststellung des steady state sind zuverlässige Nahrungsaufnahme und zuverlässige Analyse der Harnsäureausscheidung im Harn. Dementsprechend muß der Patient darüber belehrt werden, daß er die vom Krankenhaus zur Verfügung gestellte Nahrung voll zu verzehren hat, aber nichts darüber hinaus verzehren darf. Er muß, meist gemeinsam mit der Stationsschwester, genauestens über die Technik der Gewinnung eines 24-Std-Harnes informiert werden, und er ist täglich zu wiegen, weil zu einem steady state des Stoffwechsels auch gehört, daß die Nahrungszufuhr dem momentanen Energiebedarf entspricht, isoenergetisch ist.

Werden die genannten Bedingungen gut eingehalten, so erreicht die Harnsäuretagesausscheidung innerhalb weniger Tage einen Wert, der nur noch gering schwankt. Sind innerhalb dieses zeitlichen Bereiches der beinahe konstanten Harnsäureausscheidung auch noch Körpergewicht und Plasmaharnsäure konstant, dann darf ein ausreichendes Fließgleichgewicht angenommen werden und man darf aus der Harnsäureausscheidung schließen, ob der Patient einen vermehrten Harnsäureumsatz hat oder nicht; bei dieser Beurteilung muß die Harnsäure im Serum unberücksichtigt bleiben, es sei denn, daß Einschränkungen der Nierenfunktion vorliegen und man annehmen muß, daß die renale Ausscheidung der Harnsäure verringert, die enterale erhöht ist. Aber diese Fälle bedürfen nicht der weiteren Abklärung im Sinne dieses Kapitels.
Ist unter den angegebenen Bedingungen einer üblichen Krankenhauskost die Harnsäureausscheidung normal, so handelt es sich, wenn auch unter diesen Bedingungen eine Hyperurikämie besteht, um einen Defekt der Ausscheidung. Bei den meisten dieser Patienten liegt eine Gicht, bzw. eine familiäre Hyperurikämie vor, gelegentlich findet man bei eingehender Analyse doch noch eine funktionelle oder anatomische Schädigung der Nieren. Nicht ganz selten kommt es vor, daß unter den stationären Bedingungen eine Hyperurikämie verschwindet, und dann wird man guten Gewissens dem Patienten sagen dürfen, daß seine Hyperurikämie auf eine zu reichliche Purinzufuhr bzw. einen zu hohen Alkoholkonsum zurückzuführen ist.
Besteht unter den genannten Bedingungen eine vermehrte Ausscheidung von Harnsäure fort, so liegt das Problem komplizierter. Als Erklärungsversuche kommen nämlich neben der zunächst naheliegenden Annahme einer vermehrten Harnsäureproduktion auch Untersuchungsfehler in Frage oder ein nur vorgetäuschter steady state, z. B. im Zusammenhang mit einer Veränderung des extrazellulären Flüssigkeitsvolumens. Man wird deshalb die selteneren Patienten mit einer vermehrten Harnsäureausscheidung in eine zweite Untersuchungsphase überführen, in der man die Purinzufuhr auf nahe Null reduziert und dann die „endogene Uratquote“ mißt. Hierzu eignen sich Formeldiäten, wie sie sowohl für wissenschaftliche Versuche angegeben als auch in den letzten Jahren für Sondenernährungen als sogenannte molekulare oder niedermolekulare Diäten in Anwendung gekommen sind. Soweit ihre Eiweißanteile als Milcheiweiß deklariert sind, können diese Diäten verwendet werden; gelegentlich empfiehlt sich eine Rückfrage beim Hersteller. Jedenfalls ist es aber richtig, während der Untersuchungsperiode die Art der gewählten Formeldiät nicht zu ändern.
Nach Beginn der zweiten Periode wartet man wieder das Auftreten des steady states ab, entsprechend den oben angegebenen Kriterien. Be-

sonders sorgfältig achtet man dabei auf die Gewichtskonstanz während der eigentlichen steady state-Periode; eine Gewichtsänderung zu Beginn der Sondenernährung ist fast die Regel und weist lediglich auf eine Änderung des Wasserhaushaltes hin.
Unter zuverlässig eingehaltener purinfreier Diät gehen bei allen Personen, die nicht vermehrt Harnsäure bilden, die Plasmaharnsäurewerte in den Bereich zwischen 3,0 und 3,5 mg/dl zurück, auch wenn gelegentlich Werte bis zu 5,5 mg/dl festgestellt werden. Die Harnsäuretagesausscheidungen fallen im Mittel auf Werte um 320 mg/die ab, auch hier kommen höhere Werte vor, doch liegen diese selten über 420 mg/die.
Der Formeldiätversuch erlaubt eine endgültige Entscheidung, ob ein Patient vermehrt Harnsäure bildet oder nicht. Er erlaubt aber auch, und dies ist der Vorteil gegenüber der Phase I, eine Kontrolle, ob der Patient seine Diät einhält, denn die Diät ist auch bezüglich Kalium und Stickstoff konstant, so daß die Kalium- und Harnstoff-N-Spiegel im Blut ebenfalls sehr konstant werden, ebenso die Ausscheidungen dieser Stoffe im Urin; ein Unterschleif ist unter diesen Bedingungen für den Laien so gut wie unmöglich. Entsprechen die Befunde nicht den Erwartungen, so darf allerdings nicht sofort Unterschleif angenommen werden, sondern das Pflegepersonal ist sorgfältig über die genaue Einhaltung der Versuchsbedingungen, speziell der Gewinnung des 24-Std-Harnes zu befragen. Häufig wird der Nachtharn nicht zuverlässig der ihm zugehörigen Tagesportion zugeteilt. Man achtet deshalb darauf, daß der Patient zu einer vorgegebenen Morgenzeit den Harn der Probe des Vortages zugibt. Eine Bestimmung der Kreatininausscheidung kontrolliert die Genauigkeit der Sammlungen.
Harnsäure bildet im Harn eine übersättigte Lösung und fällt bei Aufbewahrung des Harnes aus. Es ist deshalb notwendig, den Harn in Gefäßen aufzubewahren, deren Wände Harnsäure nicht absorbieren, und hierzu eignen sich neue Glasgefäße am besten. Am zweckmäßigsten nimmt man Gefäße, die sich auch zum Umrühren gut eignen, weil nach Abschluß der Sammelperiode sehr energisch umgerührt werden muß, ehe ein aliquoter Teil für das Laboratorium entnommen wird. Im Anschluß an die Entnahme der Probe für das Laboratorium (die im Laboratorium wieder sorgfältig geschüttelt werden muß, ehe man sie verdünnt) stellt man die Tagesmenge unter Berücksichtigung der an das Laboratorium abgegebenen Menge fest.
Ob eine Hemmung des Bakterienwachstums nötig ist, ist unentschieden. Die wirksamste Bakteriostase erreicht man wahrscheinlich mit der Aufbewahrung der Probe im Kühlschrank. Die Zugabe von Salzsäure war früher üblich, die Zugabe von Verbindungen wie Toluol reicht nicht aus. Da die üblichen Bakterien, die im Harn vorkommen, als

Stickstoffquelle den reichlichen Harnstoff ohnedies bevorzugen, wird die Bedeutung der Bakteriostase für die Bestimmung der Harnsäureausscheidung meist überschätzt. Selbstverständlich muß man, wenn man mehrere Harnproben bis zur Analyse sammelt, diese einfrieren. Bei gefrorenen Proben ist aber doppelt sorgfältig darauf zu achten, daß sie vollständig aufgetaut werden, ehe man sie der Analyse zuführt, weil in einer teilweise aufgetauten Probe die Harnsäurekonzentrationen in der wäßrigen Phase und im Eis verschieden sind.

2 Diagnose des akuten Gichtanfalles

M. Schattenkirchner

2.1 Klinische Charakteristika des Gichtanfalles

Die Diagnose des akuten Gichtanfalles wird in erster Linie klinisch gestellt. Der Gichtanfall präsentiert sich als eine akute, mit unerträglichen Schmerzen einhergehende Monarthritis meist an einer der unteren Extremitäten. Weitaus am häufigsten handelt es sich um eine Arthritis eines Großzehengrundgelenkes, Sprunggelenkes, Kniegelenkes oder Mittelfußgelenkes. Der Lokalbefund besteht aus einer über die Gelenkgrenzen hinausgehenden, prallen Schwellung, einer deutlichen Rötung und Überwärmung, einer extremen Palpationsempfindlichkeit und einer Einschränkung der passiven und aktiven Beweglichkeit. Betroffen ist der Mann im jungen bis mittleren Lebensalter, selten die Frau nach der Menopause.

Bei der anamnestischen Befragung erfährt man, daß Schmerzen und Entzündungserscheinungen innerhalb weniger Stunden bis höchstens eines Tages ihr Maximum erreichen. Sehr häufig finden sich ähnliche Ereignisse in der Vorgeschichte. Dabei ist als weiteres wichtiges Charakteristikum dieser Arthritis zu erfahren, daß die Gelenkerscheinungen innerhalb weniger Tage bis spätestens einiger Wochen wieder abklingen und daß bis zum nächsten Ereignis dieser Art völlige Beschwerdefreiheit herrscht.

Gelegentlich spielt sich der Gichtanfall nicht als Monarthritis, sondern als Oligo- oder Polyarthritis ab. Die Angaben hierzu sind sehr unterschiedlich. Während HADLER und Mitarbeiter (1974) bei 1830 Patienten mit Gichtanfällen in Übereinstimmung mit früheren Beschreibungen nur in ca. 6% der Fälle einen gleichzeitigen Befall mehrerer Gelenke feststellen konnten, berichten WALLACE und Mitarbeiter (1977) bei 44% von 178 Patienten von einem Befall von zwei oder mehreren Gelenken sogar bei der ersten Gichtattacke. Der Unterschied erklärt sich wohl zum Teil durch eine verschiedene Selektion des beobachteten Patientengutes – der Anteil an weiblichen Patienten bei WALLACE und Mitarbeitern ist mit 14% hoch. Bei Frauen sind polyartikuläre Gichtanfälle häufiger als bei Männern. Möglicherweise läßt sich ein Unterschied in der Häufigkeit polyartikulärer Gichtanfälle bei verschiedenen

Autoren zum Teil auch durch eine unterschiedliche Definition der Dauer eines Gichtanfalles erklären: Wir beobachten gelegentlich, daß Gichtanfälle unterschiedlicher Intensität z. B. an einem Großzehengrundgelenk und am Mittelfuß oder Sprunggelenk einander ablösen. Dies würden wir nicht als polyartikulären Anfall bezeichnen. In unserem eigenen Patientengut liegt die Zahl für die Häufigkeit polyartikulärer Anfälle als Erstmanifestation der Gicht unter 10%.

Der Gichtanfall am Kniegelenk zeigt häufig als Besonderheit, daß nach Abklingen der hochakuten Entzündung mit Einbeziehung periartikulärer Strukturen über mehrere Wochen bis zu einigen Monaten ein ausgeprägter Gelenkerguß (Hydrops) zurückbleibt.

Außer den sich auf das Gelenk beziehenden Symptomen bietet die Anamnese und klinische Untersuchung nur noch wenige diagnostisch bedeutsame Daten.

Eine Familienanamnese für Gicht wird in 16% (WALLACE et al., 1977) bis 36% (GRAHAM u. SCOTT, 1970), bzw. 42% (GUTMAN u. YÜ, 1976) der Patienten gefunden. Die geringe Übereinstimmung der Zahlen der einzelnen Autoren kann verschiedene Gründe haben: Die ethnische Zusammensetzung der Bevölkerung kann in den einzelnen Studien unterschiedlich sein, ebenso die Volksernährung. Von besonderer Bedeutung für das Ergebnis der Studie ist die Größe der untersuchten Familien und die Sorgfalt der Untersucher bei der Befragung.

Eine Harnsteinanamnese findet sich nach WALLACE und Mitarbeitern (1977) nur bei 8% der Gichtpatienten. Bei YÜ und GUTMAN (1967) sowie bei EMMERSON (1968) ist die Häufigkeit von Harnsteinen in der Anamnese bei etwa einem Viertel der Gichtpatienten. Die Häufigkeit von Harnsteinen ist allerdings von der Dauer der Gicht abhängig. Sie ist beim ersten Gichtanfall sicher geringer als bei einer chronischen Gicht. Für die diagnostische Wertbarkeit einer Steinanamnese ist die Analyse des Steines von Bedeutung. In weniger als der Hälfte der Fälle mit Harnsteinanamnese ist anamnestisch die chemische Zusammensetzung zu erfahren.

Wenig ergiebig für die Diagnose ist die Frage nach auslösenden Faktoren. Vom Patienten werden einem Kausalitätsbedürfnis entsprechend die verschiedensten möglichen auslösenden Faktoren angegeben. Keiner, auch nicht Essen und Alkohol, ist so bezeichnend, daß ihm diagnostisch eine besondere Wertigkeit zukommt.

Das Allgemeinbefinden des Patienten vor dem Gichtanfall ist im Gegensatz zu manchen anderen Arthritiden meist ungestört. Aber auch dies ist diagnostisch von untergeordneter Bedeutung.

Weichteiltophi finden sich bei Patienten mit akuten Gichtanfällen, also in einem frühen Stadium der Gicht, in der Regel nicht. Bei der klinischen Untersuchung eines Patienten mit Verdacht auf Gicht sollten jedoch routinemäßig die Hauptlokalisationen für Weichteiltophi, die Ohrmuscheln, die Bursa olecrani und die Sehnenscheiden an der Streckseite der Finger untersucht werden. Wenn differentialdiagnostische Schwierigkeiten auf andere Weise nicht beseitigt werden können, sollte bei einem verdächtigen Befund an einer zugänglichen Stelle eine Biopsie mit mikroskopischer, eventuell biochemischer Untersuchung des entnommenen Materials durchgeführt werden. Im Falle des Harnsäurenachweises ist ein hochspezifisches Kriterium für die Diagnose Gicht gewonnen. Bei der Untersuchung des Olekranonbereiches sollte nach einer Verdickung und Schmerzhaftigkeit in der Vorgeschichte gefragt werden. Nicht selten ist eine Bursitis olecrani die erste klinische Manifestation einer Gicht. Eine aus der Anamnese zu entnehmende akute Bursitis olecrani ist diagnostisch ebenso wertvoll wie die Angabe einer akuten Monarthritis des Großzehengrundgelenkes mit anschließender völliger Remission. Gelegentlich findet man bei der Untersuchung des Olekranons eine vielsagende Narbe nach Exzision der Bursa als Zeichen einer rezidivierenden Bursitis, ohne daß in diesem Zusammenhang die Diagnose einer Gicht gestellt worden ist.

2.2 Röntgenbefunde

Auf dem Röntgenbild des von einem akuten Gichtanfall betroffenen Gelenkes sind in einem frühen Stadium der Krankheit keine oder zumindest keine spezifischen Veränderungen zu erwarten. Selten findet man im Falle einer akuten Gichtarthritis eines kleinen Gelenkes bei einer entsprechenden Aufnahmetechnik eine periartikuläre Weichteilverdichtung als Ausdruck eines Weichteiltophus. Vielfach wird beim akuten Gichtanfall nach einem Knochentophus in Form eines Stanzdefektes gefahndet und bei dessen Fehlen an der Diagnose Gicht gezweifelt. Knochentophi bzw. röntgenologisch sichtbare Gelenkveränderungen sind jedoch die typischen Kennzeichen der chronischen Gicht (s. Kap. 3). Es ist trotzdem erforderlich, bei Verdacht auf einen akuten Gichtanfall sowohl vom betroffenen Gelenk als auch vom kontralateralen Gelenk eine Röntgenaufnahme für einen späteren Vergleich, jedoch auch zum Ausschluß einer anderen Diagnose anzufertigen. ZÖLLNER hat einmal eine unbemerkt eingespießte Nähnadel röntgenologisch in den Weichteilen eines Patienten mit einer akut aufgetretenen hochschmerzhaften Schwellung im Bereich des Großzehengrundgelenkes entdeckt.

2.3 Hyperurikämie

Die Feststellung einer Hyperurikämie hat zwei wichtige Voraussetzungen, erstens eine zuverlässige Methode der Harnsäurebestimmung, zweitens die Festlegung des Normalwertbereiches (Hyperurikämie und Gicht, Bd. 3).

Eine Hyperurikämie für sich isoliert, ohne entsprechendes klinisches Bild, hat für die Diagnose einer Gicht nur geringe diagnostische Bedeutung.

In der bekannten Studie über die Epidemiologie von Gicht und Hyperurikämie von Tecumseh finden HALL und Mitarbeiter (1967) bei 28% der Männer, welche an Gicht litten oder später eine Gicht entwickelten, Serumharnsäurewerte unter 6,0%. Die bei dieser Studie angewendete Bestimmungsmethode für die Harnsäure war jedoch weniger zuverlässig als die heute generell übliche. WALLACE und Mitarbeiter (1978) fanden bei 7,8% einer Gruppe von 167 Gichtpatienten, deren Serumharnsäurewerte unter Berücksichtigung aller möglicher verfälschender Einflüsse bestimmt worden waren, zu keinem Zeitpunkt der Beobachtung eine Hyperurikämie. Andererseits stellten sie in Vergleichsgruppen mit chronischer Polyarthritis (197 Patienten) in 10,2%, mit Pseudogicht (97 Patienten) in 17,5% und mit eitriger (septischer) Arthritis (87 Patienten) in 18,3% eine Hyperurikämie fest. Unsere Zahlen für normourikämische Gichtpatienten liegt zwar nur bei 2–3%, es muß jedoch unbestritten bleiben, daß die Sensitivität des Symptoms Hyperurikämie für die Gichtdiagnose nicht optimal ist. Hyperurikämien finden wir unter den rheumatischen Krankheiten relativ häufig bei der Arthritis psoriatica, dem M. Reiter und der Spondylitis ankylosans. Es ist also zu betonen, daß auch die Spezifität der Hyperurikämie nicht sehr hoch ist.

Da es neben der methodischen Abweichung bei der Serumharnsäurebestimmung auch eine Reihe meist passagerer Einflüsse auf den Serumgehalt an Harnsäure gibt, wie Antirheumatika, Nahrung, Alkohol, Fasten (Hyperurikämie und Gicht, Bd. 1, S. 24) darf ein einzelner Harnsäurewert diagnostisch nur mit Vorsicht bewertet werden. Um diagnostische Schlüsse ziehen zu können, empfehlen wir die Bestimmung von mindestens 3 Serumharnsäurewerten, die in Abständen von 1–2 Wochen möglichst ohne Beeinflussung durch Medikamente oder ohne besondere Ernährungsformen gewonnen worden sind.

2.4 Andere Laboruntersuchungen

Eine Beschleunigung der BSG aller Grade wird im Gichtanfall ebenso häufig gefunden wie normale Werte. Die BSG hat wie die Bestimmung der Leukozytenzahl im Blute keine besondere diagnostische Bedeutung. Eine Untersuchung des Blutbildes gehört jedoch im Rahmen eines gesamten internistischen Laborstatus zur Untersuchung bei Verdacht auf einen Gichtanfall. Gelegentlich ist bei der Gicht eine Polyzythämie zu entdecken. Pathologische Leberwerte sind nicht selten. Ein pathologisches Harnsediment, eine Proteinurie oder erhöhte Werte der harnpflichtigen Substanzen im Serum bei einer Gichtarthritis sind sehr verdächtig auf eine Gichtniere.

2.5 Nachweis von Harnsäurekristallen im Gelenkpunktat

Der Nachweis von Harnsäurekristallen in den polymorphkernigen Leukozyten der Gelenkflüssigkeit mit Hilfe des Polarisationsmikroskops gilt als spezifisch für die Gicht (MC CARTY u. HOLLANDER, 1961). Auch WALLACE und Mitarbeiter (1977) fanden in der Synovia-Analyse von 91 Patienten mit Pseudogicht, von 71 Patienten mit chronischer Polyarthritis und von 84 Patienten mit eitriger Arthritis in keinem einzigen Fall im Polarisationsmikroskop Harnsäurekristalle und erachten dieses Kriterium ebenfalls für absolut spezifisch für die Gichtarthritis. Sie fanden die charakteristischen Harnsäurekristalle allerdings nur bei 76 von 90 Patienten mit akuter Gicht in der Gelenkflüssigkeit. In der Diagnostik der Gelenkkrankheiten gilt es als Regel, daß bei jeder nicht sicher einzuordnenden Monarthritis eine diagnostische Gelenkpunktion mit anschließender Analyse der Gelenkflüssigkeit durchzuführen ist, eine Maßnahme, die auch in der Praxis des Orthopäden, Internisten oder des Arztes für Allgemeinmedizin möglich ist. Es muß jedoch bei der Gelenkpunktion auf strengste Sterilität geachtet werden. Die große Chance, einen absolut spezifischen Beweis für die Diagnose einer Gicht zu gewinnen, sollte man sich nicht entgehen lassen. Die Diagnose einer Pseudogicht kann schließlich nur durch die Identifizierung von Kalziumpyrophosphatkristallen im Gelenk gesichert werden. Eine bakteriell bedingte Arthritis ist ebenfalls nur auf diesem Wege sicher auszuschließen.
Die Untersuchung auf Kristalle erfolgt ebenso wie die Bestimmung der Zellzahl im nativen Gelenkpunktat, das durch Zusatz einer geringen

Menge Heparinlösung bzw. durch Defibrinieren mit Glaskügelchen ungerinnbar gemacht worden ist.
Man kann Harnsäurekristalle und Kalziumpyrophosphatkristalle unter dem normalen Lichtmikroskop bei entsprechender Beleuchtung manchmal gut erkennen und identifizieren. Für eine optimale Kristalldiagnostik ist jedoch eine Polarisationseinrichtung erforderlich, die an vielen normalen Lichtmikroskopen angebracht werden kann.
Harnsäurekristalle treten meist als nadelförmige Stäbchen auf, deren Länge größer als der Durchmesser eines polymorphkernigen Leukozyten ist. Im Fall einer im Gichtanfall häufig vorkommenden Phagozytose sehen die phagozytierenden Leukozyten wie aufgespießt auf. Harnsäurekristalle können auch kleiner und an den Ecken abgerundet sein und bei Phagozytose durch polymorphkernige Leukozyten vollständig intrazellulär liegen. Bei einer Betrachtung durch das Polarisationsmikroskop wird die Eigenschaft einer starken negativen Doppelbrechung der Harnsäurekristalle erkennbar. Urikasezusatz löst sie aus, wodurch sie zweifelsfrei von Kristallen anderer Art unterschieden werden können.
Kalziumpyrophosphatkristalle sind plumper, oft rhombisch, sie haben scharfe Ecken und sind im polarisierten Licht schwach positiv lichtbrechend.
Im Rahmen einer Suche nach Kristallen im Gelenkpunktat sollte aus differentialdiagnostischen Gründen die gesamte Synovia-Analyse durchgeführt werden, d. h. es sollte eine bakteriologische, zytologische und evtl. immunologische Untersuchung der Gelenkflüssigkeit vorgenommen werden.

2.6 Ansprechbarkeit auf Kolchizin

Das prompte und nahezu regelmäßige Ansprechen des Gichtanfalles auf Kolchizin und die selektive Wirkung des Kolchizins bei der Gichtarthritis ließen einen Behandlungsversuch bei einer akuten Arthritis mit Kolchizin zu einem diagnostischen Test werden (Lockie, 1939).
Die Ansprechquote wird in der Literatur mit Werten zwischen 75% (Gutman u. Yü, 1952; Wallace et al., 1967) und über 95% (Smyth, 1953; Zöllner, 1960) angegeben.
Die strenge Spezifität des Kolchizins ist seit der Publikation von Kaplan (1960) über das ausgezeichnete Ansprechen einer Sarkoidosearthritis in vier Fällen immer wieder angezweifelt worden. Am ausführ-

lichsten haben sich WALLACE und Mitarbeiter (1967) mit der Frage der Spezifität des Kolchizins in der Behandlung der Gichtarthritis beschäftigt. Es wurden 58 Gichtpatienten und 64 Patienten mit anderen Arthritiden untersucht. Der Begriff Ansprechen wurde exakt definiert als objektivierbare Besserung innerhalb von 48 Stunden und Anhalten des Erfolges für mindestens eine Woche. In 3 Fällen sprachen andere Arthritiden als Gichtarthritiden auf Kolchizin an. In einigen Fällen von Gichtarthritiden war jedoch keine Ansprechbarkeit festzustellen. Hier handelte es sich um Gichtarthritiden, die nicht mehr frisch waren, bzw. bei denen die Behandlung verzögert eingesetzt hatte.
WALLACE et al. (1967) kommen zu dem Schluß, daß der sog. Kolchizin-Test nützlich, aber nicht untrüglich sei.
Eine Einschränkung des diagnostischen Wertes des Kolchizin-Tests ist natürlich darin zu sehen, daß im Falle eines klassischen Gichtanfalles von seiner Anwendung eine klare Antwort zu erwarten ist, die Diagnose jedoch ohne ihn gesichert werden kann, im Falle einer atypischen bzw. fraglichen Gichtarthritis, z. B. bei langsamerer Entwicklung der Arthritis und dadurch verzögertem Einsatz des Kolchizins, relativ häufig mit einem „falsch-negativen“ Ausfall des Tests gerechnet werden kann.
Der Kolchizin-Test ist aufgrund einer nicht absoluten Spezifität und einer nicht vollständigen Sensitivität (Ansprechquote) natürlich kein idealer diagnostischer Test. Es ergeben sich in der Arthritisdiagnostik aber immer wieder Indikationen für seine Anwendung.

2.7 Differentialdiagnose des Gichtanfalles

Die Differentialdiagnose des Gichtanfalles ist die Differentialdiagnose der akuten Mono- oder Oligoarthritis. Differentialdiagnostische Probleme bereiten gelegentlich auch mit Schmerzen verbundene Zustände von Schwellungen, Rötungen und Überwärmungen, die ihren Ursprung außerhalb eines Gelenkes haben, wenn sie an einer für eine Gichtarthritis sehr typischen Lokalisation auftreten.
So kann tatsächlich eine *Phlegmone* am medialen Vorfuß oder Fußrükken in ihrem Aussehen täuschend einer akuten Gicht ähnlich sein. Eine genaue Inspektion der Haut zwischen den Zehen und im Nagelbereich ist notwendig, um eine mögliche Eintrittspforte für infektiöse Keime zu erkennen. Wie bei der Gicht ist im Falle einer Phlegmone eine starke

lokale Schmerzhaftigkeit festzustellen, die Gelenke können jedoch sowohl aktiv als auch passiv ohne besondere Schmerzen langsam bewegt werden.

Eine *Bursitis* an der Medialseite eines Großzehengrundgelenkes, hervorgerufen durch mechanische Irritation kann sehr schmerzhaft sein. Ihre Ausdehnung ist jedoch sehr deutlich abgegrenzt. Das Großzehengrundgelenk ist von plantar und von der Kleinzehenseite her sowohl nach dem Aspekt als auch nach der Palpation unauffällig.

Etwas schwieriger kann die Differentialdiagnose bei einem plötzlich aufgetretenen sehr schmerzhaftem Zustand mit Bewegungseinschränkung im Großzehengrundgelenk sein, wenn ein *Trauma* vorausgegangen ist, z. B. eine Stoß- oder Torsionsverletzung beim Barfußlaufen oder Ballspielen. Ein Trauma ist manchmal als auslösender Faktor für den Gichtanfall anzunehmen. Traumata am Vorfuß geschehen auch manchmal unter Alkoholeinfluß, so daß dann bei einem solchen meist nächtlichen „Fehltritt" noch ein zweiter möglicherweise auslösender Faktor für eine Gichtarthritis zu erwägen ist.

Eine Stoßverletzung kann am Großzehengrundgelenk bei der sehr häufigen *Großzehengrundgelenksarthrose* starke Schmerzen bewirken. In diesem Falle erfährt man in der Anamnese, daß schon längere Zeit Schmerzen im Großzehengrundgelenksbereich beim Abrollen in weichen Schuhen oder beim Gasgeben bzw. Bremsen im Auto bestehen und daß die Beweglichkeit des Großzehengrundgelenkes abgenommen hat. Andererseits kann bei einer Vorgeschichte rezidivierender gichtiger Synovitiden am Großzehengrundgelenk eine Arthrose (sekundäre Arthrose) mit dem klinischen Bild eines Hallux rigidus entstehen. Im Röntgenbild des Großzehengrundgelenkes sind arthrotische Veränderungen die häufigsten Veränderungen bei der Gicht. So kann übrigens auch ein nicht begründeter Zweifel an der Effektivität einer laufenden Gichtbehandlung im Zusammenhang mit späteren Großzehengrundgelenksschmerzen aufkommen.

Praktisch alle rheumatischen Krankheiten können mit einer Mono- oder Oligoarthritis beginnen oder anlaufen, die zwar sehr akut sein kann, jedoch meist nicht anfallsartig ist, d. h. zum Maximum ihrer Schwellung und Schmerzhaftigkeit nicht innerhalb weniger Stunden bis maximal eines Tages gelangt. Ausnahmen sind die Pseudogicht, wie der Name zum Ausdruck bringt, und der palindrome Rheumatismus.

Das *rheumatische Fieber* hat in den letzten zwanzig Jahren an Häufigkeit und Akuität deutlich abgenommen. Das Fieber ist nicht immer sehr ausgeprägt, eine klinisch erkennbare Karditis seltener. Mono- oder Oligoarthritiden sind bei dieser Krankheit heute häufiger als Polyarthritiden. Mit Hilfe der serologischen Untersuchungen auf Antikörper gegen beta-hämolysierende Streptokokken (z. B. Antistreptolysintiter) bereitet der Ausschluß eines rheumatischen Fiebers jedoch kein Problem.

Die *chronische Polyarthritis* (pcP) beginnt bei einem Viertel der Betroffenen, vorwiegend bei jüngeren Individuen, monartikulär. Befallen wird dabei am häufigsten das Kniegelenk. Der Rheumafaktor, der für die fortgeschrittene klassisch ausgeprägte Krankheit charakteristische Befund, fehlt im Beginn in der Regel. Oft ergeben sich erst im Verlauf der Arthritis die entscheidenden diagnostischen Kriterien.

Eine *Arthritis* bei einem *Lupus erythematodes disseminatus* ist mit Sicherheit immunologisch durch den Nachweis von Antikörpern gegen Desoxyribonukleinsäure (DNS) zu erkennen bzw. auszuschließen.

Schwieriger ist die Differentialdiagnose gegenüber einer *Arthritis psoriatica.* Zu einer Arthritis kommt es in 8% der Patienten mit Psoriasis vulgaris. Männer sind etwas häufiger betroffen als Frauen im Gegensatz zur chronischen Polyarthritis, bei der das Geschlechtsverhältnis Frauen zu Männer 3:1 ist. Die Arthritis psoriatica ist gekennzeichnet durch schubartigen Verlauf oft mit völligen Remissionen, asymmetrischem oft monartikulären Gelenkbefall, häufigem Befall der Zehen. Der bei einem großen Teil der Patienten vorkommende Befall der Fingerendgelenke (distal-joint-disease) und der Befall im Strahl (Befall eines Fingerend-, Fingermittel- und Fingergrundgelenkes) ist sehr charakteristisch für diese Gelenkkrankheit. Die Arthritis bei der Arthritis psoriatica ist klinisch durch eine diffuse, über die Gelenkgrenzen hinausgehende Schwellung charakterisiert, oft sind Sehnenansätze und Periost in den Entzündungsprozeß mit einbezogen. Es besteht starke Schmerzhaftigkeit, die Arthritis kann sich auch sehr schnell entwickeln, so daß der im französischen Sprachgebrauch übliche Begriff „pseudogouteuse" als Charakterisierung dieser Manifestation einer Arthritis plausibel wird.

Der Rheumafaktor ist bei der Arthritis psoriatica nicht nachzuweisen. Die Serumharnsäure ist in Abhängigkeit von der Ausdehnung und Aktivität der Hautpsoriasis grenzwertig hoch oder deutlich erhöht. Nicht selten findet man auch eine Gicht (primäre Gicht) bei der Psoriasis vulgaris.

Die übrigen seronegativen (rheumafaktornegativen) Arthritiden, bei welchen sehr häufig das Histokompatibilitätsantigen HLA-B27 nachgewiesen wird und bei denen zum Teil eine ausgeprägte Bevorzugung des männlichen Geschlechtes zu erkennen ist, können ebenfalls differentialdiagnostische Schwierigkeiten gegenüber einer Gicht bereiten.

Zu ihnen sind der *M. Reiter,* die *peripheren Arthritiden bei der Spondylitis ankylosans,* die *reaktiven Arthritiden* auf Infekte mit Salmonellen, Shigellen, Yersinien, Brucellen und die *Arthritiden* bei den *chronisch-*

entzündlichen Darmkrankheiten (M. Crohn, Colitis ulcerosa) zu rechnen.

Wir finden in dieser Gruppe häufig akute, sehr schmerzhafte Mono- oder Oligoarthritiden und sehr häufig einen Zehenbefall. Beim Zehenbefall (das gilt auch in der Differentialdiagnose der Gicht zur Arthritis psoriatica) kann folgendes als Regel aufgestellt werden: Eine Arthritis eines anderen Zehs als des Großzehs spricht gegen eine akute Gicht; sie spricht eher für eine Arthritis im Rahmen einer Arthritis psoriatica, eines M. Reiter, einer Spondylitis ankylosans oder auch einer chronischen Polyarthritis. Ein Befall der kleinen Zehen kommt bei der Gicht nur in einem späteren Stadium gelegentlich vor.

Für die Diagnose bzw. den Ausschluß der erwähnten rheumafaktornegativen bzw. HLA-B27-positiven Arthritiden ist eine anamnestische Befragung bzw. klinische Untersuchung auf eine Reihe von Beschwerden und Erscheinungen erforderlich, die im einzelnen in der Tabelle 3 aufgeführt sind.

Die *Arthritis der akuten Sarkoidose,* das sog. Löfgren-Syndrom, ist wegen ihrer Hauptlokalisation am Sprunggelenk in die differentialdiagnostischen Überlegungen miteinzubeziehen. Gelegentlich manifestiert sie sich nur als Monoarthritis, häufiger jedoch sind beide Sprunggelenke oder noch ein Kniegelenk betroffen. Die Sarkoidose-Arthritis kann sehr akut beginnen, der Lokalbefund zeigt eine Arthritis mit

Tabelle 3. Aufstellung wichtiger, durch gezielte Anamnesefragen bzw. genaue klinische Untersuchungen zu erhebender Symptome in der Differentialdiagnose der akuten Mono- oder Oligoarthritis

Augenveränderungen	
Konjunktivitis (flüchtig)	M. Reiter
Iritis (Uveitis anterior)	Spondylitis ankylosans, Rezidiv eines M. Reiter, Sarkoidose (selten)
Episkleritis (akute)	Gicht
Hautveränderungen	
Erythema nodosum	Sarkoidose-Arthritis (Löfgren-Syndrom) Arthritis bei Kolitis, reaktive Arthritis
Psoriasis vulgaris	Arthritis psoriatica
Keratoderma blenorrhagicum	Morbus Reiter
Schleimhautveränderungen	
Urethritis mit Ausfluß (spezifisch oder unspezifisch)	M. Reiter
Balanitis circinata	
Ulzera am Gaumen	
Durchfälle	M. Reiter Arthritis bei Kolitis, reaktive Arthritis bei Infekt mit Yersinien, Shigellen, Salmonellen

ausgeprägter periartikulärer Schwellung. Es besteht starke Schmerzhaftigkeit. Ein Erythema nodosum an der Streckseite des Unterschenkels, oft gelenknah, ist ein entscheidendes differentialdiagnostisches Kriterium. Allerdings ist das Erythema nodosum nicht immer ganz typisch ausgeprägt oder nur fraglich aus der unmittelbar vorangehenden Anamnese zu eruieren. Zum klinischen Bild der Sarkoidose-Arthritis gehört in der Regel noch eine bihiläre Lymphadenopathie in der Röntgen-Thorax-Aufnahme. Daraus läßt sich ableiten, daß eine Röntgenaufnahme der Thoraxorgane eine obligate Untersuchung in der diagnostischen Abklärung einer ungeklärten Mono- oder Oligoarthritis ist. Die Sarkoidose-Arthritis findet sich häufiger beim weiblichen Geschlecht und oft nach Beendigung der Laktation. In einem solchen Falle braucht selbstverständlich ein Gichtanfall differentialdiagnostisch kaum erwogen zu werden. Zu erinnern ist noch an die Ansprechbarkeit der Sarkoidosearthritis auf Kolchizin.
In den letzten Jahren haben *septische (eitrige) Arthritiden* vorwiegend der großen und mittelgroßen Gelenke (z. B. der Kniegelenke, Sprunggelenke und Handgelenke) mit Gonokokken als Erregern an Häufigkeit zugenommen. Aber auch an septische Arthritiden durch andere Keime (Staphylokokken, Salmonellen und Tuberkuloseerreger) ist in der Differentialdiagnose der Gichtarthritis zu denken. Die exakte Diagnose einer septischen Arthritis kann nur durch eine Gelenkpunktion und bakteriologische Untersuchung des Punktats gestellt werden.
Der *Hydrops genus (intermittens)* ist eine rein deskriptive Diagnose. Es kommt hierbei oft innerhalb von Stunden zu einer Gelenkschwellung. Schmerzen treten jedoch kaum auf. Häufig klagt der Patient nur über Druckgefühl und Bewegungseinschränkung. Entzündungszeichen und pathologische immunologische Befunde lassen sich humoral nicht nachweisen. Ein Gelenkbefall des Kniegelenkes bei der Gicht ist in der Regel wie jede Gichtarthritis sehr schmerzhaft. Allerdings kann nach dem Abklingen der akuten Schmerzen und Entzündungszeichen im Anschluß an eine Gichtarthritis des Kniegelenkes ein fast schmerzloser Hydrops zurückbleiben. Die Frage nach der Entwicklung und dem Ablauf der Kniegelenksschwellung ist daher von entscheidender differentialdiagnostischer Bedeutung. Die Diagnose Hydrops genus ist später in etwa $^2/_3$ der Fälle zu revidieren. Häufig erkennt man in der Verlaufsbeobachtung die Entwicklung zu einer chronischen Polyarthritis. Gelegentlich verbirgt sich hinter dieser Symptomatik eine Meniskusläsion. In einem Teil der Fälle verschwindet der Hydrops genus nach einigen Jahren, ohne daß eine andere Diagnose gestellt wurde.
Ähnlich ist es beim *palindromen Rheumatismus.* Auch diese Diagnose ist deskriptiv. Der palindrome Rheumatismus ist gekennzeichnet durch ein anfallartiges Auftreten von sehr schmerzhaften Mono- oder Oligo-

arthritiden. Häufig beginnt der Gelenkanfall am Nachmittag und entwickelt sich innerhalb weniger Stunden zum Höhepunkt. Befallen werden vorwiegend asymmetrisch große, aber auch kleine Gelenke. Immunologische Veränderungen bzw. Entzündungszeichen im Serum werden nicht gefunden. Nach HENCH und ROSENBERG (1941) besteht häufig eine Lymphozytose im peripheren Blutbild.
Auch beim palindromen Rheumatismus beobachtet man häufig einen Übergang in eine chronische Polyarthritis oder ein völliges Verschwinden nach einigen Jahren. Wenn palindromer Rheumatismus und Gicht differentialdiagnostisch zur Debatte stehen, wird zwangsläufig eine Gelenkpunktion durchgeführt. Nicht immer läßt sich jedoch Gelenkflüssigkeit gewinnen. Außerdem wird der sog. Kolchizin-Test angewandt, der jedoch nur selten zu einer befriedigenden Antwort führt.
Schließlich hat vom Charakter der Arthritis her gesehen die *Pseudogicht* bzw. die *Arthritis bei der Chondrokalzinose* am meisten mit der Arthritis urica gemeinsam. Es handelt sich um regelrechte Anfälle. Befallen werden vorwiegend die großen Gelenke. Betroffen sind Frauen und Männer in mittlerem und höherem Lebensalter in gleicher Häufigkeit. Im Röntgenbild des entzündeten Gelenkes findet sich häufig im Bereich des Gelenkspaltes ein zarter Schleier als Zeichen einer Knorpelverkalkung. Im Kniegelenk und Radiokarpalgelenk findet man gelegentlich, auch ohne daß ein Befall des Gelenkes vorliegt, eine Verkalkung des Meniskus bzw. Faserknorpels. Charakteristisch sind auch röntgenologisch sichtbare Verkalkungen in den Intervertebralräumen (Diskusverkalkungen). Bei Verdacht auf Pseudogicht sind Röntgenaufnahmen der Kniegelenke in zwei Ebenen, der Handgelenke und der LWS in seitlicher Sicht von großem diagnostischem Wert. Bei einem Teil der Fälle wird ein Hyperparathyreoidismus oder eine Hämochromatose zu entdecken sein.
Zur endgültigen diagnostischen Klärung muß eine Gelenkpunktion durchgeführt und der Nachweis von Kalziumpyrophosphatkristallen unter dem Polarisationsmikroskop versucht werden.

2.8 Differentialdiagnose der chronischen Gicht

Die klinischen Äußerungen der chronischen Gicht sind chronische Gelenkschmerzen, verbunden zum Teil mit Symptomen der Arthritis, zum Teil mit Symptomen einer Arthrose. Dazu kommen Gichtattacken in unregelmäßigen Abständen an vorher beschwerdefreien Gelenken und an chronisch betroffenen Gelenken. Desweiteren ist das Stadium der chronischen Gicht gekennzeichnet durch Uratablagerungen (Tophi) sowohl im gelenknahen Bereich (Röntgendiagnose) als auch in den Weichteilen, die sich als Knoten oder Knötchen präsentieren. Die Differentialdiagnose der chronischen Gicht kann in eine Differentialdiagnose ihrer artikulären Symptomatik und in eine Differentialdiagnose der Knoten eingeteilt werden.

2.9 Differentialdiagnose der chronischen Arthropathie

Eine chronische Gicht ist von ihrer Gelenksymptomatik her gewöhnlich nicht zu verwechseln. Entscheidende Unterschiede offenbaren sich gegenüber jeder anderen chronischen Gelenkkrankheit, wenn die Anamnese gründlich erhoben wird. Es finden sich immer Gichtanfälle in der früheren Anamnese, es lassen sich sehr häufig Ohrtophi, auch wenn zum Zeitpunkt der Untersuchung nicht vorhanden, in der Anamnese eruieren. Viel häufiger als bei der akuten Gicht wird bei der chronischen Gicht die Frage nach Harnsteinen positiv beantwortet. Die Existenz einer primär-chronischen Gicht, welche wegen des Fehlens einer Periode von rezidivierenden Gichtattacken natürlich größere differentialdiagnostische Schwierigkeiten bereiten würde, ist sehr anzuzweifeln.

Sehr häufig wird die *Fingerpolyarthrose* mit den dorsal über den Endgelenken gelegenen paarigen Knötchen (Heberden-Knötchen) bzw. den Deformitäten im Bereich der Mittelgelenke (Bouchard-Deformität) mit der chronischen Gicht verwechselt.

Es ist zu erwarten, daß in der Zukunft das chronische Stadium der Gicht auf Grund der modernen Therapiemöglichkeiten aussterben wird. Das wird zur Folge haben, daß die Differentialdiagnose der chronischen Gichtarthropathie gegenstandslos wird. Auch die jahrhundertelange Assoziation der Gicht mit Knoten wird dann ihre Berechtigung verloren haben.

2.10 Differentialdiagnose der Knoten

Bei jeder Unsicherheit in der Diagnose von Knoten empfiehlt sich eine Biopsie mit histologischer und eventuell biochemischer Untersuchung. Eine Aufstellung differentialdiagnostisch gegenüber Weichteiltophi in Frage kommender Knoten zeigt die Tabelle 4 (Tafel I.1–6, S. 87).

Tabelle 4. Die wichtigsten Knoten in der Differentialdiagnose der chronischen Gicht

Art des Knotens	Lokalisation	Charakteristika	Größe/Form	Krankheit
Tophus	subkutan; in Sehnenscheiden, an den Streckseiten der Gelenke; an der Ohrmuschel; in Schleimbeuteln	teigig, schmerzlos, durch die Haut weiß-gelblich durchschimmernd, geleg. ulzerierend	hirsekorn- bis apfelgroß	(chronische) Gicht
Rheumaknoten	Streckseite der Gelenke subkutan, häufig distal vom Olekranon	nicht schmerzhaft, weich, hautfarben, wechselnde Größe, sehr selten ulzerierend	erbs- bis mandarinengroß	chronische Polyarthritis (pcP), rheumafaktor-positiv
Kalkknoten	subkutan; im Sehnenbereich, in der Muskulatur (Finger, Ellbogen)	weiß, hart, durch die Haut schimmernd, oft ulzerierend mit Entzündungszeichen	erbs- bis kirschgroß	Sklerodermie (CREST-Syndrom) Dermatomyositis
tuberöse Xanthome	Subkutan meist an den Streckseiten; im Sehnenbereich. Finger, Ellbogen, Achillessehne, Patellarsehne	schmerzlos weich, gelblich bis rötlich durch die Haut schimmernd	erbs- bis pflaumengroß	familiäre Hypercholesterinämie
Fingerknöchelpolster (knuckle pads)	Subkutan an der Streckseite der Fingermittelgelenke	bei Druck gering schmerzhaft, hautfarben, geleg. bräunlich, weich	polsterartig die Fingermittelgelenke bedeckend	meist ohne Grundkrankheit geleg. bei Dupuytren-Kontraktur, geleg. bei Therapie mit Antiepileptika
Heberden-Knötchen	Streckseite der Fingerendgelenke, meist paarig, am Daumenendgelenk geleg. singulär	hart, nichtverschiebl., nicht palpationsempfindlich, geleg. entzündliches Bild mit Fluktuation	linsengroß	Fingerpolyarthrose (Heberden-Arthrose)

3 Differentialdiagnose der sekundären Gicht

W. Gröbner

Thannhauser unterschied 1929 als Erster zwischen primärer und sekundärer Gicht, wobei er die sekundäre Gicht als Folge einer „schweren, anatomisch sichtbaren Nierenerkrankung" ansah. Diese Definition Thannhausers für die sekundäre Gicht wurde zunächst nicht zur Kenntnis genommen oder vergessen. Die endgültige Einführung des Begriffs „sekundäre Gicht" erfolgte durch Gutman (1953), der diese Bezeichnung allerdings in erster Linie für die Gicht bei Blutkrankheiten mit vermehrtem Zellumsatz verwendete. Zöllner (1960) hat die Definitionen von Thannhauser und Gutman erstmals zusammengefaßt und darauf hingewiesen, daß sekundäre Hyperurikämie und sekundäre Gicht nicht nur bei Krankheiten des Blutes und der Nieren, sondern auch bei anderen Krankheiten (z. B. Glykogenspeicherkrankheit) vorkommen können.

3.1 Pathogenese der Hyperurikämie

Der Harnsäurebestand des Körpers stellt die Resultierende aus Zufuhr und Ausscheidung dar (Abb. 7). Die Zufuhr zum Harnsäurepool erfolgt einerseits durch die endogene Neusynthese einschließlich der Reutilisation von Purinen, andererseits aus Nahrungspurinen. Die Harnsäureausscheidung erfolgt zu etwa 20% über den Darm, der Hauptanteil wird durch die Niere eliminiert. Der Mechanismus der renalen Harnsäureausscheidung ist dabei durch glomeruläre Filtration, Rückresorption und Sekretion gekennzeichnet. Eine Änderung des Gleichgewichts von Harnsäurezufuhr und -ausscheidung führt zu einer Änderung des Harnsäurepools und damit auch des Serumharnsäurespiegels. Eine Hyperurikämie (Definition s. S. 1) ist entweder auf eine vermehrte Harnsäurebildung oder verminderte Harnsäureausscheidung oder eine Kombination aus beiden zurückzuführen.

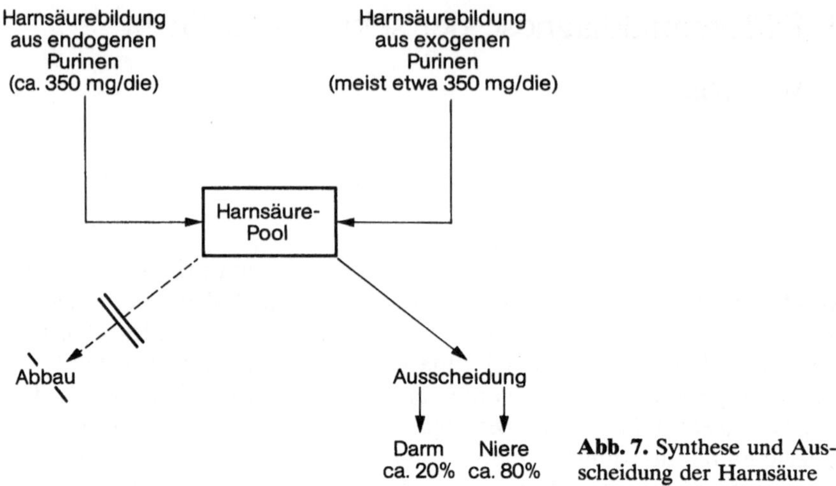

Abb. 7. Synthese und Ausscheidung der Harnsäure

3.2 Differentialdiagnose der Hyperurikämie

Man unterscheidet familiäre Hyperurikämien, die auf einem angeborenen Stoffwechseldefekt beruhen, von sekundären Formen. Die familiäre Hyperurikämie ist in den meisten Fällen (98–99%) auf eine Störung der renalen Harnsäureausscheidung, nämlich der tubulären Harn-

Tabelle 5. Wichtige Ursachen (und Beispiele) sekundärer Hyperurikämien mit Gicht. Bei den eingeklammerten Angaben müssen wahrscheinlich für das Zustandekommen einer Gicht hereditäre Faktoren ebenfalls vorliegen (Aus ZÖLLNER, 1976, modifiziert)

vermehrte Harnsäurebildung	verminderte renale Harnsäureausscheidung
chronische myeloische Leukämie	Nierenkrankheiten
Polycythaemia vera	Bartter-Syndrom
Osteomyelosklerose	Hyperlaktacidämien
(sekundäre Polyglobulie bei Herz- und Lungenkrankheiten)	hohe Alkoholspiegel Glukose-6-phosphatase-Mangel
(Hämolytische Anämien)	Ketoacidosen
Glukose-6-phosphatase-Mangel	Fasten
(vermehrte Zufuhr von Nahrungspurinen, Übergewicht)	Diabetes mellitus Vergiftungen
Zytostatische Therapie und Bestrahlungen	Blei
	Arzneimittel

säuresekretion, zurückzuführen. Bei 1–2% aller Patienten mit familiärer Hyperurikämie liegt eine vermehrte endogene Harnsäuresynthese vor, die auf unterschiedlichen Enzymdefekten des Purinstoffwechsels beruht. In Frage kommen hierbei in erster Linie eine verminderte Aktivität der Hypoxanthinguaninphosphoribosyltransferase und Adeninphosphoribosyltransferase sowie eine gesteigerte Aktivität der 5-Phosphoribosyl-1-pyrophosphat-Synthetase (Zusammenfassung Gröbner u. Zöllner, 1975). Von diesen familiären Hyperurikämien unterscheidet man sekundäre Hyperurikämien, die durch eine andere Erkrankung oder Arzneimittel hervorgerufen werden (Tabelle 5). Sekundäre Hyperurikämien werden am häufigsten bei hämatologischen Erkrankungen sowie Nierenkrankheiten beobachtet. Bei letzteren kann manchmal nicht unterschieden werden, ob die Nierenerkrankung Ursache oder Folge einer Hyperurikämie ist.

3.3 Beispiele sekundärer Hyperurikämien mit Gicht

Jede Hyperurikämie kann grundsätzlich zur Gicht führen. Für die Entstehung einer sekundären Gicht sind Höhe und Variation einer sekundären Hyperurikämie von Bedeutung. Hyperurikämien bis etwa 8 mg/100 dl führen selten zum Auftreten einer Gicht, während bei chronischer Erhöhung des Serumharnsäurespiegels über 9 mg/100 dl der Gichtanfall nahezu gewiß ist.

3.3.1 Blutkrankheiten

Der erhöhte Zell- und Nukleinsäureumsatz führt bei verschiedenen Blutkrankheiten zum Auftreten einer Gicht. Am häufigsten wird die sekundäre Gicht bei der Polycythaemia vera und bei Krankheiten der Gruppe der myeloischen Metaplasie beobachtet (Tabelle 6). Die Häufigkeit der Gicht bei der Polyzythämie beträgt 2–14% (Videbaek, 1950; Wasserman, 1954; Stroebel u. Law, 1956; Damon u. Holub, 1958). Lynch (1962) gibt eine durchschnittliche Häufigkeit der Gicht bei Polycythaemia vera von 6,4% an. In einer Serie von 168 Fällen von Polyzythämie beobachteten Tinney et al. (1945) 8mal das Auftreten einer Gicht, Videbaek (1950) berichtete über 11 Gichtfälle unter 125 Polyzythämie-Patienten. Im deutschen Schrifttum ist Gicht bei Polyzythämie mehrfach beschrieben worden, z. B. von König und Zöllner

Tabelle 6. Häufigkeit sekundärer Gicht bei Krankheiten mit vermehrtem Zellumsatz (Aus YÜ, 1965)

Gesamtzahl der Patienten	49
Polycythaemia vera und myeloische Metaplasie	42
Chronische myeloische Leukämie	3
Sekundäre Polyglobulie bei angeborenem Vitium	1
Sekundäre Polyglobulie bei Lungenemphysem	1
Chronische hämolytische Anämie	1
M. Gaucher	1

(1962). Die Häufigkeit einer Nephrolithiasis bei Polyzythämie beträgt 4–11%.

Bei der myeloischen Metaplasie gehen die Angaben über die Häufigkeit der Gicht bis 27% (YÜ, 1965). In einer Serie von 45 Patienten mit Osteomyelosklerose beobachtete BALDINI (zitiert bei ZÖLLNER, 1976) 6 sichere und 1 fraglichen Gichtkranken (eine Häufigkeit von 13%) sowie 4 Fälle mit Nephrolithiasis. Bei 34 Patienten mit myeloischer Metaplasie und Gicht trat in 8 Fällen zuerst die Gicht, dann die Blutkrankheit auf. Bei 22 Patienten betrug der Zeitraum zwischen Diagnose der Blutkrankheit und Auftreten der Gicht 1–24 Jahre, bei 4 Patienten wurden Gicht und myeloische Metaplasie gleichzeitig diagnostiziert (LYNCH, 1962).

Gicht tritt bei Leukämien selten auf. YÜ (1965) berichtete über 3 Patienten mit chronischer myeloischer Leukämie und Gicht. LYNCH (1962) beobachtete unter 51 Patienten mit myeloischer Leukämie in 3 Fällen das Auftreten einer Gicht. VINING und THOMPSON berichteten 1934 über einen 5-jährigen Jungen mit aleukämischer Leukämie und Gicht. Nierensteinbildung durch Urate wird bei Leukämie dagegen häufig beobachtet. WEISBERGER und PERSKY (1953) geben eine Häufigkeit von 4,76%, verglichen mit 0% bei anderen metastasierenden Malignomen und 0,07% in der allgemeinen Krankenhausbelegschaft ihrer Serie an.

Hyperurikämie und Gicht kann auch bei Paraproteinämien auftreten. LYNCH (1962) beobachtete unter 22 Patienten mit multiplem Myelom in 14 Fällen eine Hyperurikämie. 5 Patienten wiesen gleichzeitig eine Niereninsuffizienz auf, 2 Patienten hatten Gicht. TALBOTT (1959) berichtete über einen Patienten mit M. Waldenström und Gicht.

Die unbehandelte perniziöse Anämie geht nicht mit einer Hyperurikämie einher. HEILMEYER und BEGEMANN (1951) machen keine Angaben über Gicht als Komplikation der perniziösen Anämie. Nach Verabreichung von Vitamin B 12 kommt es dagegen zu einem Anstieg des

Serumharnsäurespiegels und der renalen Harnsäureausscheidung. SEARS (1933) berichtete über das Auftreten von Gichtanfällen während der Behandlung der perniziösen Anämie.
Beim familiären haemolytischen Ikterus wurden Gichtanfälle mehrfach beobachtet. Die Gicht wurde in der zweiten (LAMBIE, 1940), dritten (OWEN u. ROBERTS, 1937; LESCHKE, 1922), vierten (DEITRICK, 1940) oder fünften (LESCHKE, 1922) Lebensdekade manifest. Man kann annehmen, daß bei vorhandener Gichtanlage eine Krankheit mit dauernder vermehrter Blutneubildung infolge vermehrter Harnsäurebildung zur Gichtmanifestation führt (ZÖLLNER, 1976). In diesem Sinne ist wahrscheinlich auch das Auftreten von Gicht bei der Thalassämie und Sichelzellanämie zu sehen.

3.3.2 Glykogenspeicherkrankheit Typ I

KOLB et al. wiesen 1955 erstmals auf den Zusammenhang zwischen Gicht und Typ I der Glykogenspeicherkrankheit (Mangel an hepatischer Glukose-6-Phosphatase) hin. Die Hyperurikämie bei dieser an-

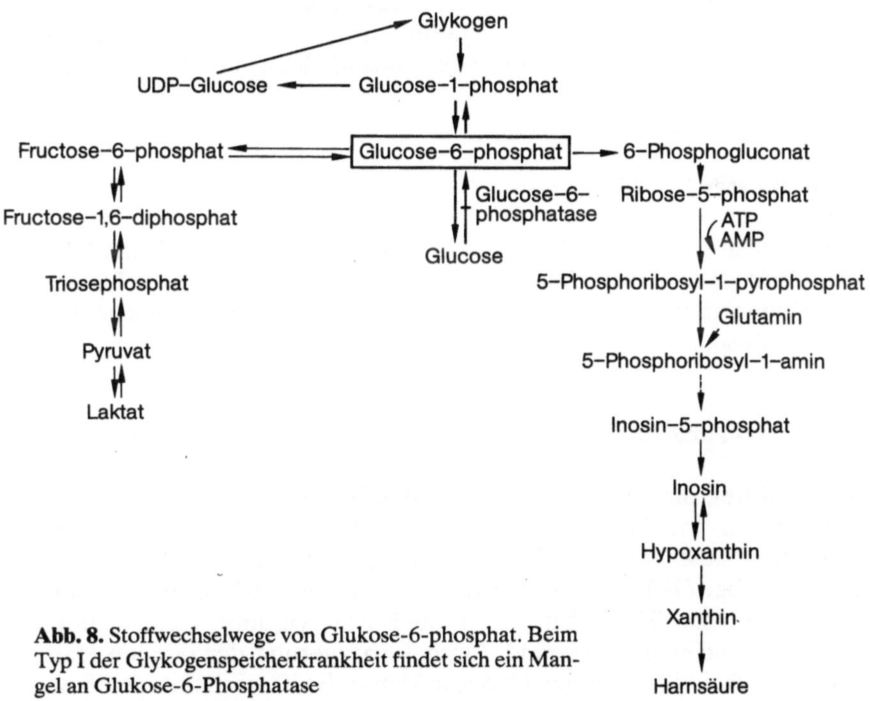

Abb. 8. Stoffwechselwege von Glukose-6-phosphat. Beim Typ I der Glykogenspeicherkrankheit findet sich ein Mangel an Glukose-6-Phosphatase

geborenen Stoffwechselstörung beruht auf einer verminderten renalen Harnsäureausscheidung infolge erhöhter Laktat- und Pyruvatspiegel im Plasma sowie auf einer gesteigerten endogenen Harnsäuresynthese durch vermehrte Bildung von 5-Phosphoribosyl-1-pyrophosphat, einem Substrat der Glutamin-Phosphoribosylpyrophosphat-Amidotransferase, des geschwindigkeitsbestimmenden Enzyms der Purinsynthese (Abb. 8). Gichtanfälle können bei Patienten mit Glykogenspeicherkrankheit schon im Alter von acht Jahren auftreten, bei mehreren Patienten entwickelte sich eine chronische tophöse Gicht (HOWELL, 1972).

3.3.3 Niereninsuffizienz

Gichtanfälle treten bei Patienten mit Niereninsuffizienz selten auf. SARRE und MERTZ (1965) beobachteten unter 882 Patienten mit chronischen Nierenerkrankungen in 6 Fällen eine Gicht. Bei vier Patienten schien es sich um die klinische Manifestation einer primären Hyperurikämie zu handeln. RICHET et al. (1965) fanden unter 1600 Patienten mit Niereninsuffizienz 17 Gichtkranke. Die relativ kurze Lebensdauer sowie eine verminderte Fähigkeit, auf Harnsäureausfällungen mit einer Entzündung zu reagieren, dürften für das seltene Auftreten der Gicht bei Patienten mit Niereninsuffizienz verantwortlich sein (BUCHANAN et al., 1965).

3.3.4 Bartter-Syndrom

MEYER et al. berichteten 1975 über das Auftreten von Gichtanfällen beim Bartter-Syndrom. Die Autoren diskutieren als mögliche Ursache der Hyperurikämie eine verminderte renale Harnsäureausscheidung bei Alkalose.

3.3.5 Arzneimittel

Arzneimittel, die zu einer Erhöhung des Serumharnsäurespiegels führen, sind in Tabelle 7 aufgeführt. An erster Stelle stehen Diuretika. ARONOFF, NAIMARK und FYLES sowie andere Autoren berichteten 1960 erstmals über Gichtanfälle als Komplikation einer Chlorothiazidtherapie. Neben den Thiaziden führen auch Etacrynsäure, Chlorthalidon, Acetazolamid und Furosemid durch Verringerung der renalen Harnsäureausscheidung zu einer Hyperurikämie. Es ist noch unklar, ob Sal-

Tabelle 7. Hyperurikämie durch Arzneimittel

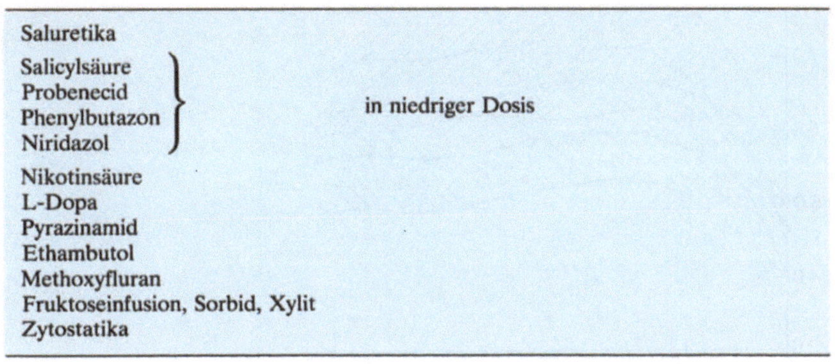

Saluretika	
Salicylsäure	in niedriger Dosis
Probenecid	in niedriger Dosis
Phenylbutazon	in niedriger Dosis
Niridazol	in niedriger Dosis
Nikotinsäure	
L-Dopa	
Pyrazinamid	
Ethambutol	
Methoxyfluran	
Fruktoseinfusion, Sorbid, Xylit	
Zytostatika	

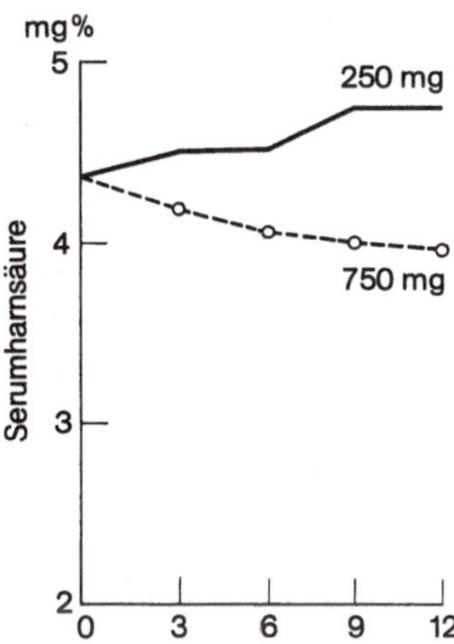

Abb. 9. Der Einfluß einer Einzeldosis von 250 bzw. 750 mg Niridazol auf den Serumharnsäurespiegel einer gesunden Versuchsperson (GRÖBNER und ZÖLLNER, 1971)

uretika allein ausreichen, eine deutliche Hyperurikämie hervorzurufen oder ob nur das Zusammentreffen von Saluretikatherapie mit einer Gichtanlage oder massiver Purinbelastung eine ausgeprägte Hyperurikämie hervorrufen kann (ZÖLLNER, 1976).

Eine Anzahl urikosurisch wirksamer Verbindungen wie z. B. Probenecid, Salicylate, Niridazol verursachen in niedriger bis sehr niedriger Dosierung durch Hemmung der tubulären Harnsäuresekretion eine Hyperurikämie (sog. paradoxe Retention). Höhere Dosen führen durch Steigerung der renalen Harnsäureausscheidung zu einer Senkung des Serumharnsäurespiegels (Beispiel Abb. 9).

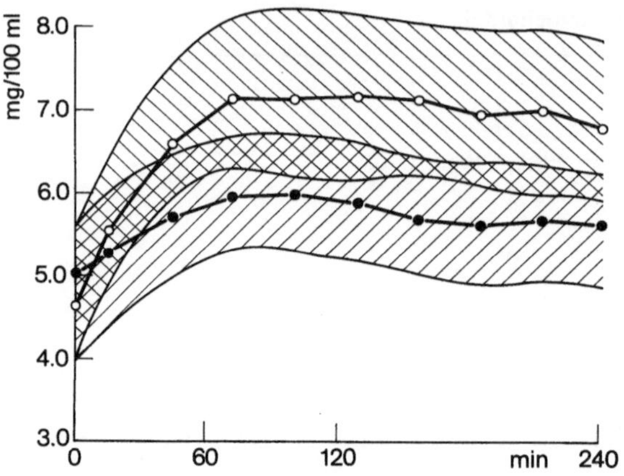

Abb. 10. Serumharnsäurespiegel gesunder freiwilliger Versuchspersonen während der Infusion von Xylit mit einer Geschwindigkeit von 0,5 g/kg/Std und Fruktose mit einer Geschwindigkeit von 1,5 g/kg/Std (also dreifacher Belastung) (Nach Versuchen von HEUCKENKAMP und ZÖLLNER an der Medizinischen Poliklinik München)

Eine ausgeprägte Hyperurikämie wird nach Verabreichung von Pyrazinamid, einem Tuberkulostatikum, beobachtet. Sie beruht vorwiegend auf einer Hemmung der tubulären Harnsäuresekretion. Nikotinsäure, L-Dopa und Ethambutol sind weitere Substanzen, die den Serumharnsäurespiegel erhöhen. So beobachtete PARSONS (1961) in einer Serie von 25 Patienten nach Verabreichung von 3–6 g Nikotinsäure einen mittleren Anstieg des Serumharnsäurespiegels um 1,3 mg/100 ml. Nach täglicher Gabe von 12–19 mg Ethambutol/kg KG fanden POSTLETHWAITE et al. (1972) bei 15 von 24 Patienten einen Anstieg des Serumharnsäurespiegels um mehr als 2,4 mg/100 ml.

Fruktose führt in hoher Dosis (z. B. 1,5 g/kg KG/Std.) zu einem Anstieg des Serumharnsäurespiegels und der renalen Harnsäureausscheidung. Die Zufuhr von Sorbit und Xylit hat die gleiche Wirkung bei bereits sehr viel geringeren Zufuhrraten (Abb. 10). Der Einfluß von Fruktose, Sorbit und Xylit auf den Harnsäurestoffwechsel beruht vorwiegend auf einem gesteigerten Abbau von Adeninnukleotiden in der Leber. Die entstehende Hyperlaktacidämie während Fruktosezufuhr spielt vergleichsweise nur eine untergeordnete Rolle.

Zytostatika führen infolge gesteigertem Zellzerfall zu einer Hyperurikämie. Die erhöhte renale Harnsäureausscheidung während einer zytostatischen Behandlung kann zum Auftreten einer akuten Harnsäurenephropatie führen.

3.3.6 Blei

EMMERSON berichtete 1963 über eine verhältnismäßig große Incidenz der Bleigicht in Queensland. In den USA führt der Genuß von „Moonshine-Whisky" häufig zu chronischer Bleivergiftung. In einem Krankenhaus der Südstaaten Amerikas wurde bei 40% aller Patienten mit chronischer Bleivergiftung Gicht beobachtet (WYNGAARDEN u. KELLEY, 1976).

3.3.7 Sarkoidose und Berylliose

Hyperurikämie wird bei Sarkoidose nicht selten beobachtet. GOLDSTEIN et al. (1974) geben eine Häufigkeit von 8% bei Frauen und 12% bei Männern an. In unserem eigenen Krankengut ist die Gicht selten, doch mag dies an der Art der Fälle wie der Therapie liegen.
Bei der Berylliose fanden KELLEY et al. (1969) eine Hyperurikämie bei 40% ihrer Patienten. Die Hyperurikämie wurde fast ausschließlich bei Patienten mit eingeschränkter Diffusionskapazität der Lunge (für Kohlenmonoxid) beobachtet. Da diese Patienten eine Hyperlaktacidämie aufweisen, ist anzunehmen, daß die Hyperurikämie renaler Genese ist.

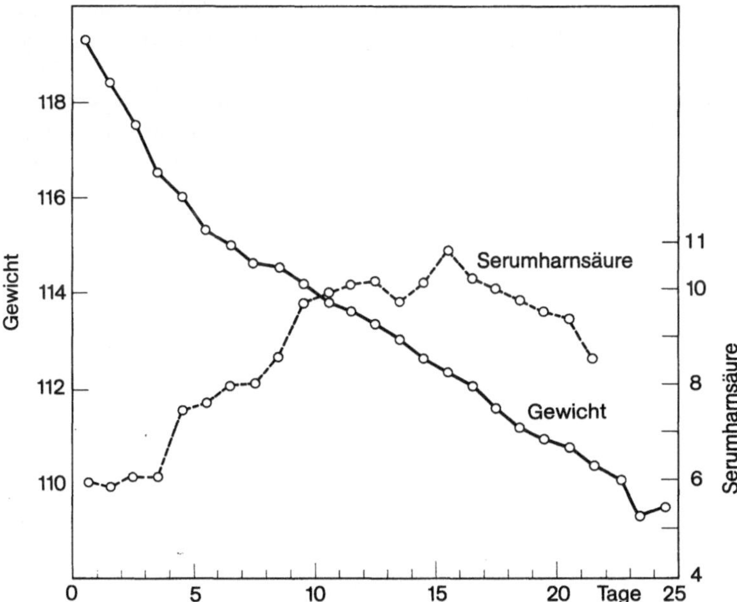

Abb. 11. Gewichtsverlauf und Anstieg der Serumharnsäure während einer 300 Kalorien-Diät (Fall der Medizinischen Poliklinik München)

3.3.8 Fasten

Die Serumharnsäurekonzentration kann beim Fasten Werte von 10 mg/100 ml übersteigen (Abb. 11). Die bei Einschränkung der Nahrungszufuhr entstehende Ketoacidose führt durch Verringerung der renalen Harnsäureausscheidung zur Hyperurikämie. Gichtanfälle treten in der Regel nur bei familiärer Vorbelastung auf.

3.3.9 Psoriasis

EISEN und SEEGMILLER gaben 1961 die Häufigkeit der Hyperurikämie bei ausgedehnter Psoriasis mit 30–50% an. ZÖLLNER (1976) beobachtete dagegen keine auffällige Häufung der Hyperurikämie bei Psoriasis.

3.3.10 Hyperparathyreoidismus

SCOTT et al. (1964) beobachteten bei 11 von 12 Patienten mit Hyperparathyreoidismus eine Hyperurikämie. Fünf Patienten wiesen eine Gichtanamnese auf. Andere Autoren (z. B. DENT, 1962) geben eine wesentlich niedrigere Incidenz der Hyperurikämie bei Hyperparathyreoidismus an. Sieht man von der Niereninsuffizienz bei der Nephrokalzinose ab, so ist die Pathogenese der Hyperurikämie bei Hyperparathyreoidismus ungeklärt. Ein Einfluß von Parathormon auf die renale Harnsäureausscheidung konnte nicht beobachtet werden (SHELP et al., 1969).

4 Röntgendiagnostik der Gicht

K. W. Frey

Bei der Gicht sind vor allem Röntgenaufnahmen der *Füße* und der *Hände* indiziert, da das Großzehengrundgelenk mit über 60% Befall die Prädilektionsstelle ist, gefolgt von den Fingergelenken in 25%, den übrigen Zehen- und Sprunggelenken in je 22% und den Kniegelenken in 20% (SCHACHERL et al., 1966). Die Gelenksschwellungen beim akuten Gichtanfall werden röntgenologisch als spindelförmige Weichteilverbreiterungen dargestellt (Abb. 12a), die genau so aussehen wie bei Gelenkserkrankungen anderer Ursache. Beginnende subchondrale Knochentophi zeichnen sich röntgenologisch als glasige Aufhellungszonen ab (Abb. 12b), innerhalb derer die Bälkchenzeichnung der Spongiosa wie ausgelöscht erscheint.

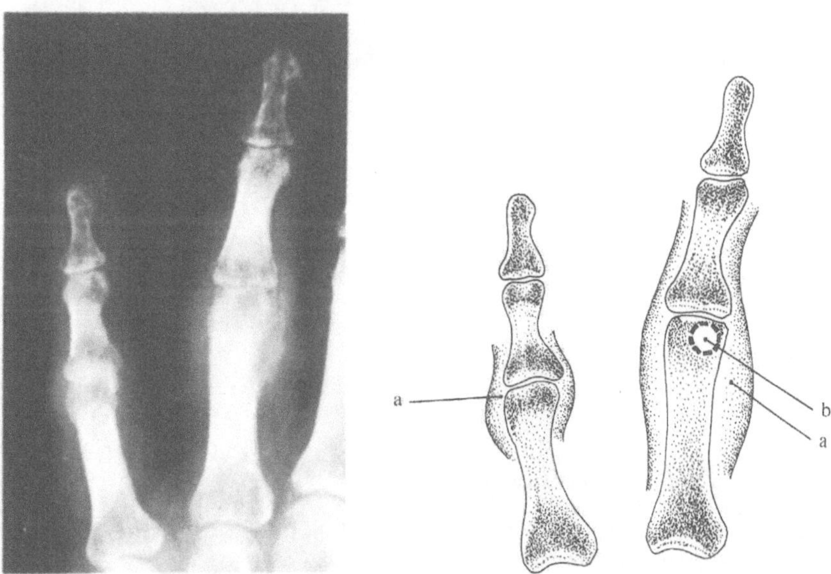

Abb. 12. 41 J., ♂: Spindelige Weichteilschwellungen *a* bei akut rezidivierender Arthritis urica des 4. und 5. Fingers. Das „Auslöschzeichen" der Spongiosa *b* ist verdächtig auf beginnenden intraossären Tophus

4.1 Arthrose oder Arthritis

Bei niedrigem Mengen-Zeit-Quotienten des Uratniederschlags (Dihlmann u. Fernholz, 1969) entsteht infolge langsamer Schädigung des Gelenkknorpels röntgenologisch das Bild der Arthrose mit Randost-

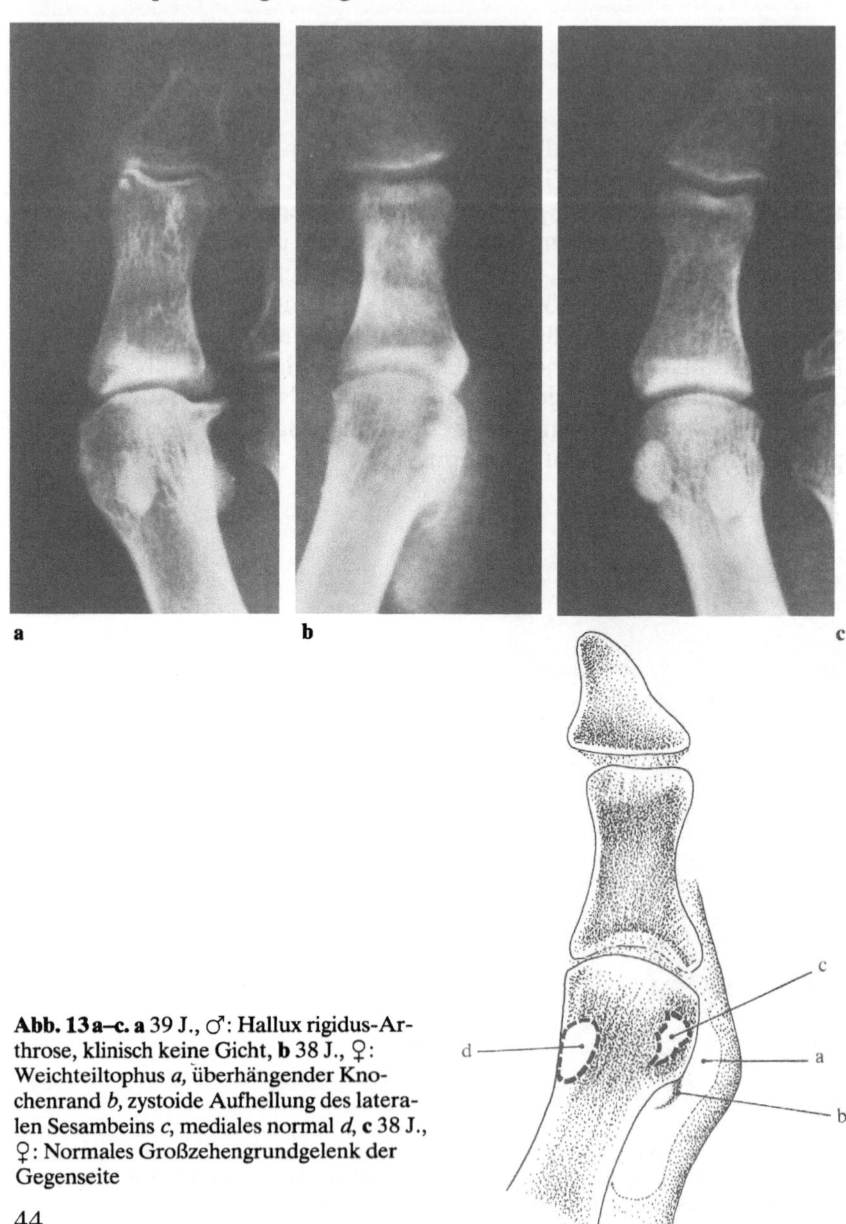

Abb. 13a–c. a 39 J., ♂: Hallux rigidus-Arthrose, klinisch keine Gicht, **b** 38 J., ♀: Weichteiltophus *a,* überhängender Knochenrand *b,* zystoide Aufhellung des lateralen Sesambeins *c,* mediales normal *d,* **c** 38 J., ♀: Normales Großzehengrundgelenk der Gegenseite

eophyten (Abb. 13, 20), Gelenkspaltverschmälerung (Abb. 24c) und subchondraler Sklerose (Abb. 24c). Arthrosen fanden KLOTZ et al., (1971) bei 52% ihrer Gichtpatienten, bevorzugt an den Knie-, Sprung- und Hüftgelenken, am Großzehen die sogenannte Hallux-rigidus-Arthrose (Abb. 13a).
Ein hoher Mengen-Zeit-Quotient führt zur chronischen Arthritis urica mit intraartikulären Synovialitiden, intraossären Tophi und paraartikulären Weichteiltophi (Abb. 13b). Letztere verursachen durch osteoplastische Periostreaktionen typische überhängende Knochenränder (Abb. 13b), intraossäre Tophi zystoide Aufhellungen (Abb. 13b).

4.2 Osteoplastische Periostreaktionen und Tophusverkalkungen

Die osteoplastischen Periostreaktionen bei paraartikulären Weichteiltophi und bei randständigen intraossären Tophi führen röntgenologisch zu knochendichten Verschattungen in Form von *überhängenden Kno-*

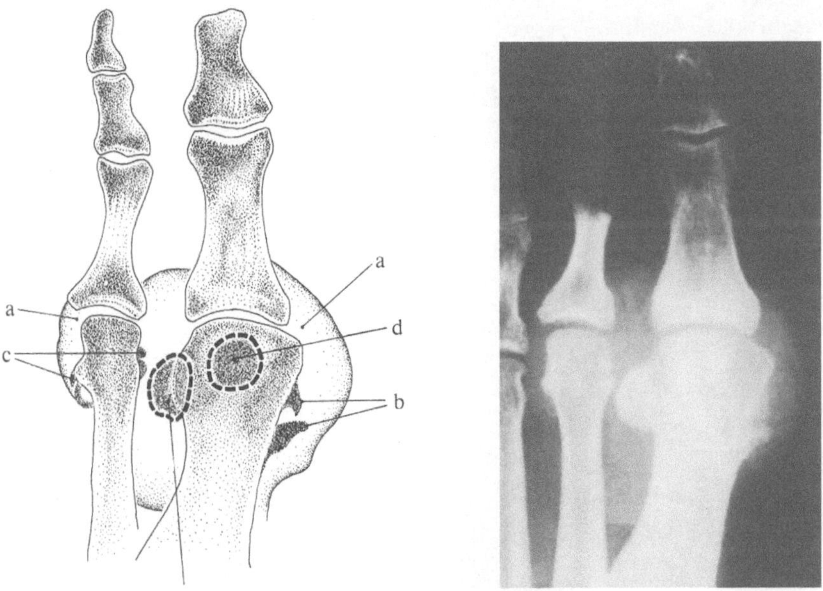

Abb. 14. 53 J., ♂: Kleinstfleckige Verkalkungen *a* in Weichteiltophus. Erkerförmige Auflagerungen *b* am Großzehen, stachelige Ausziehungen am 2. Zehen *c*, normale Sesambeine *d*

chenrändern (Abb. 13b, 16, 19, 21), *stacheligen Ausziehungen* (Abb. 14, 17, 18, 20, 21) und zu breiten *erkerförmigen* Auflagerungen (Abb. 14, 15, 20, 21). Durch überschießende Osteoplasie kann das Köpfchen des Großzehengrundgelenkes zur *Pilzform* (Abb. 20) umgestaltet werden (DIHLMANN u. FERNHOLZ, 1974).
Kalkeinlagerungen in Weichteiltophi führen röntgenologisch zu kleinstfleckigen und amorphen kalkdichten Verschattungen (Abb. 14, 19, 23, 24, 26), während reine Urattophi im Vergleich zu den Weichteilen keinen vermehrten Schatten geben.

4.3 Knochen-Usuren

Knochen-Usuren mit scharf begrenzten halbkreisförmigen Defekten (Abb. 15, 16, 18, 19) entstehen entweder durch Arrosion eines Weichteiltophus (Abb. 15), oder wenn ein randständiger Knochentophus in die Weichteile durchbricht (Abb. 16). Usuren fanden SCHACHERL et al.

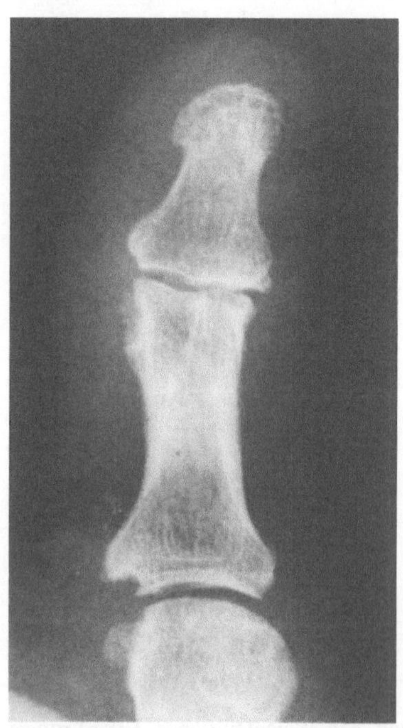

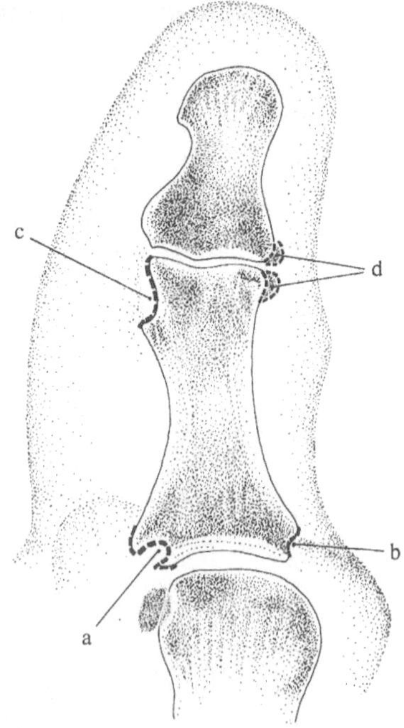

Abb. 15. 45 J., ♂: Arthritis urica des Daumengrundgelenkes mit größerer Usur ulnar *a* und kleiner radial *b*. Streifige Periostauflagerungen *c* und Arthrose am Endgelenk *d*

(1966) unter 150 Gichtpatienten in 29,5% am Großzehengrundgelenk, in 15% an den übrigen Zehengelenken und in 17,5% an den Fingergelenken (Abb. 15). Röntgenologisch heben sich die Knochenusuren der Gicht besonders kontrastreich ab, da der Mineralsalzgehalt des umgebenen Knochens in der Regel normal ist. Bei der Arthritis urica beobachteten SCHACHERL et al. (1966) eine Osteoporose nur in 15,7% am Großzehengrundgelenk, an den übrigen Zehen in 8,7% und an den Händen in 7,4% im Gegensatz zur chronischen rheumatischen Polyarthritis mit über 90%.

4.4 Intraossäre Tophi

Knochentophi entstehen meist im subchondralen Bereich der Epiphyse und führen röntgenologisch infolge Auflösung der Knochenstruktur zu zystoiden Aufhellungen, den *Loch- oder Stanzdefekten* (Abb. 16–21).

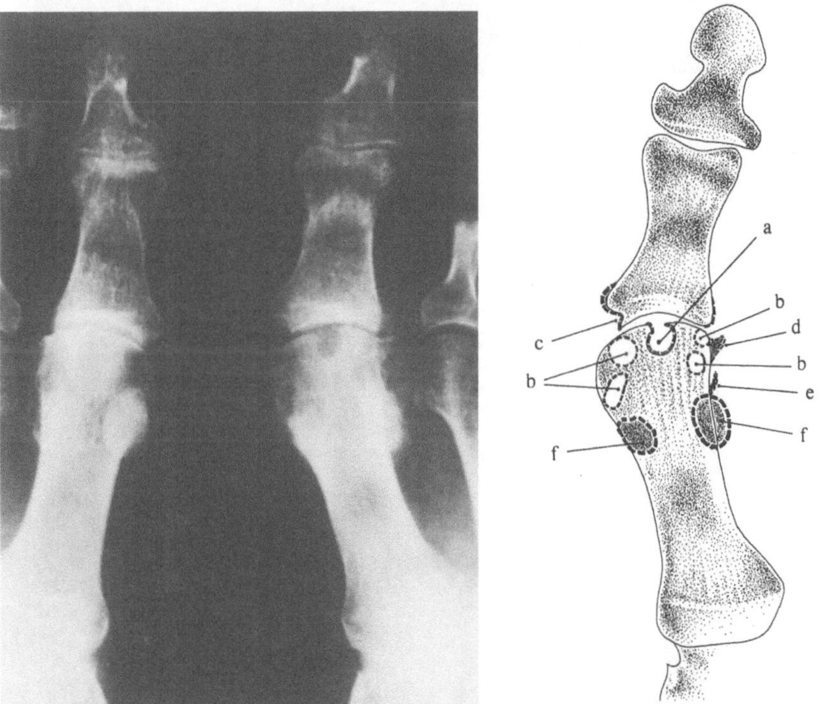

Abb. 16. 60 J., ♀: Knochentophi an verschiedenen Stellen des Großzehengrundgelenkes: mittelständig *a*, randständig *b*, in den Sesambeinen *f*. Usur der Gelenkspfanne *c*, erkerförmige Auflagerung *d*, überhängender Knochenrand *e*

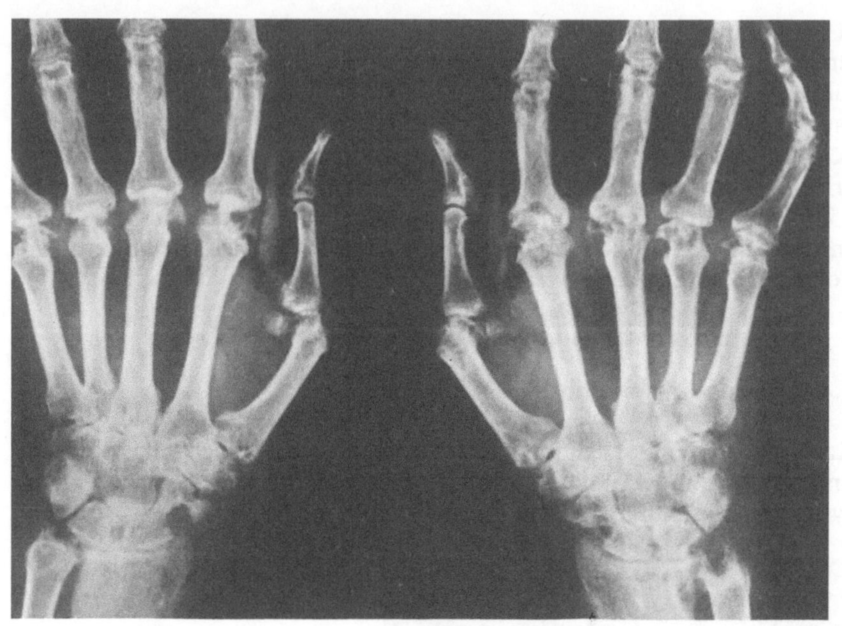

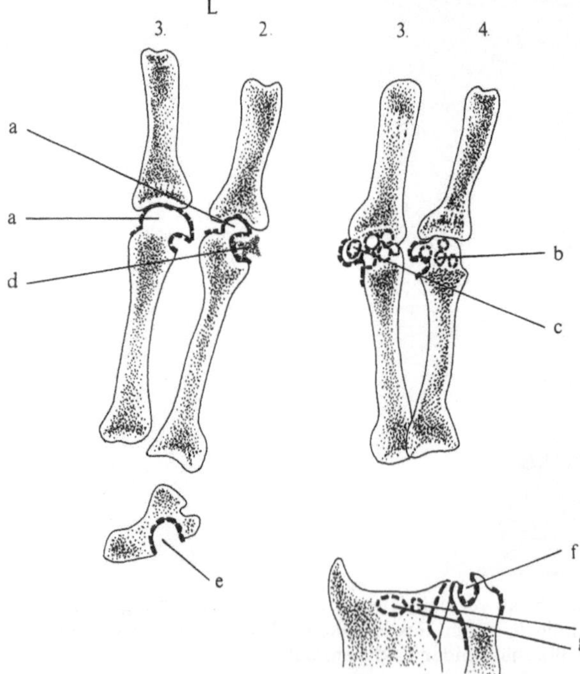
L
3.
2.
3.
4.
a
a
d
b
c
e
f
g

Zysten fanden SCHACHERL et al. (1966) unter ihren 150 röntgenologisch untersuchten Gichtpatienten in 21,4% am Großzehengrundgelenk, in 6% an den übrigen Zehen, in 22,5% an den Fingern und in 11,2% an den Handwurzeln. An Gicht ist bei Vorliegen von Zysten besonders dann zu denken, wenn die Lochdefekte besonders groß sind, sich weit in die Diaphyse hinein erstrecken (DIHLMANN u. FERNHOLZ, 1969) und gleichzeitig Weichteiltophi mit typischen Periostreaktionen (Abb. 16) zu sehen sind.

4.5 Hellebardenförmige Knochendestruktion

Tophus-Arrosionen am Übergang vom Köpfchen zum Schaft können das Köpfchen allseits so unterminieren, daß röntgenologisch das Bild einer Hellebarde mit gut erhaltenem Köpfchen und taillenförmiger Einschnürung entsteht (Abb. 17 *a*). Bei Vorliegen gleichzeitiger Knochentophi wird das Köpfchen zystoid aufgehellt (Abb. 17 *b*) und bei zusätzlicher intraartikulärer Synovialitis zerstört bis zur völligen Mutilation des Gelenkes (Abb. 17 *c*).

4.6 Mutilation der Hand- und Fußwurzel

Zerstörungen von Gelenken kommen bei der Arthritis urica entweder durch primäre intraartikuläre Präzipitate mit vieljährig fortschreitender Synovialitis zustande oder durch Einbruch großer Knochentophi in das Gelenk. An der Hand- und Fußwurzel entstehen dadurch große Stanzdefekte (Abb. 18). Aufgrund des normalen Mineralsalzgehaltes des anliegenden Knochens sind die konvexbogigen Ränder der mutilierten Knochen röntgenologisch sehr scharfrandig mit hohem Kontrast hervorgehoben.

◀ **Abb. 17.** 65 J., ♀: „Hellebardenformen" an mehreren Metakarpalia *a*, zusätzliche zystoide Aufhellungen *b* und Mutilationen des Gelenkes *c*. Reaktive osteoplastische Gichtstacheln an den Köpfchen *d*. Große Lochdefekte im Os scaphoideum *e*, im Prozessus styloideus ulnae *f* und im distalen Radiusende *g* durch Knochentophi

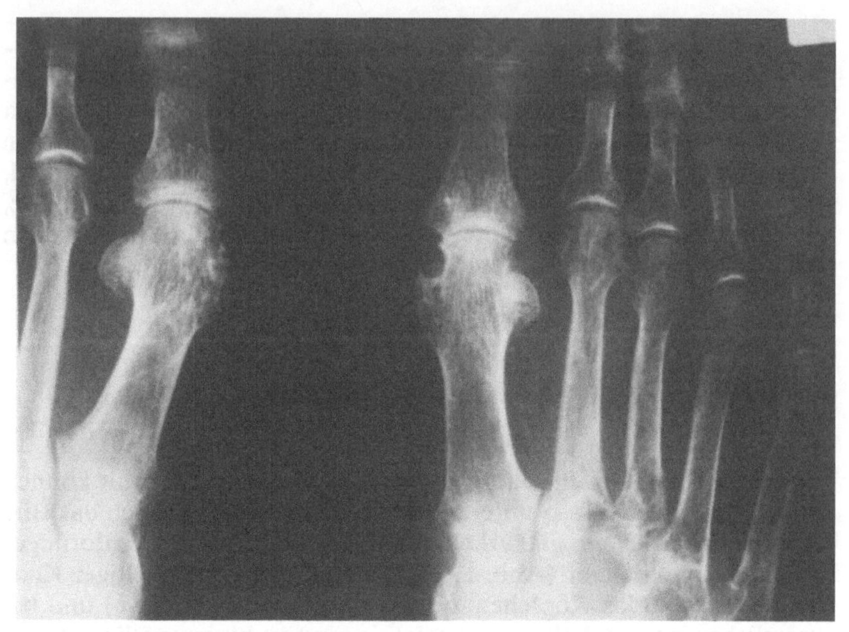

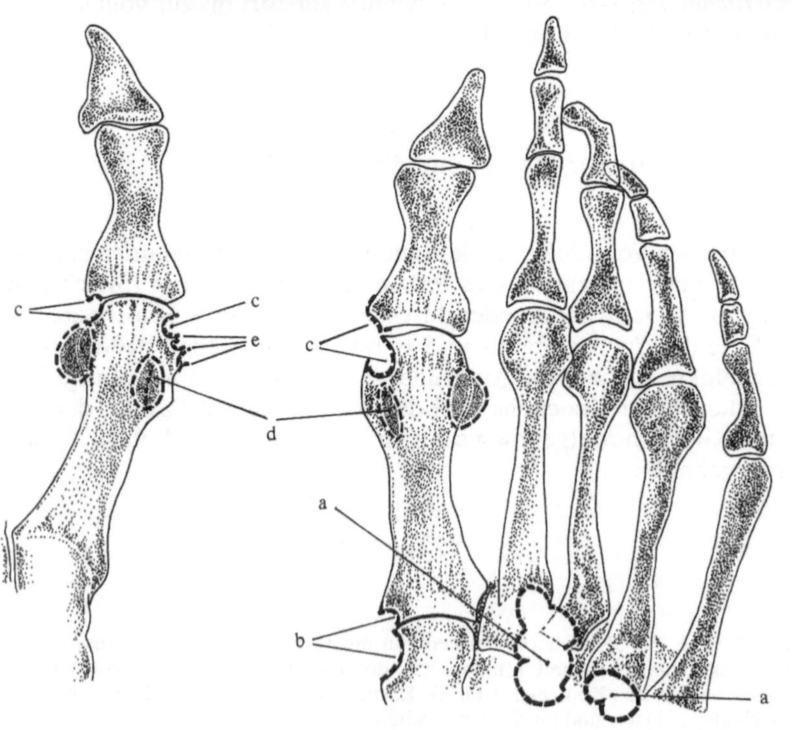
c
c
e
c
d
a
b
a

4.7 Mutilation der Finger- und Zehengelenke

An den Finger- und Zehengelenken kann die langsam fortschreitende Knochenresorption an beiden gelenkbildenden Knochen im Laufe vieler Jahre röntgenologisch zur sogenannten *„Becherform“* führen, die durch eine scharf konvexbogig begrenzte Aufhellung mit großer Distanz zwischen den restlichen Knochenanteilen gekennzeichnet ist (Abb. 19). Überhängende Knochenränder markieren die Defektstelle sehr deutlich. Bei ausgedehnter Mutilation kann die „Pseudoerweiterung“ des Gelenkspaltes mehrere Zentimeter betragen (Abb. 19*a*).

4.8 Pilzform und Ankylose des Großzehengrundgelenkes

Überschießende osteoplastische Periostreaktionen können bei der Arthritis urica des Großzehengrundgelenkes so erhebliche Verdickungen und Umgestaltungen des Köpfchens hervorrufen, daß röntgenologisch die sogenannte Pilzform (Abb. 20*a*) entsteht mit Auftreibung des Köpfchens, Hallux-valgus-Stellung, verschmälertem Gelenkspalt und subchondralen Sklerosen. Die Gelenkspaltverschmälerung ist an sich bei der Gicht relativ selten und meist nur bei fortgeschrittenen Arthritiden zu beobachten. SCHACHERL et al. (1966) fanden sie nur in 31,4% am Großzehengrundgelenk und in 16,2% an den übrigen Gelenken im Gegensatz zu einer Häufigkeit von über 80% bei der chronischen rheumatischen Polyarthritis.

4.9 Ankylosen der Finger- und Zehengelenke

Im Endzustand kann eine chronische intraartikuläre Arthritis urica in die Synostierung beider Knochen mit röntgenologisch aufgehobenem Gelenkspalt und zusammenhängender Bälkchenzeichnung übergehen

◀ **Abb. 18.** 70 J., ♂: Mutilierende Arthritis urica der Tarsometatarsalgelenke des 2., 3. und 4. Zehens mit scharf begrenzten „Stanzdefekten“ *a.* Usur am Tarsometatarsalgelenk des Großzehens *b.* Gleichzeitige Arthritis urica der Grundgelenke beider Großzehen mit Usuren *c,* Zysten in den medialen Sesambeinen *d* und stachelförmigen Periostreaktionen *e*

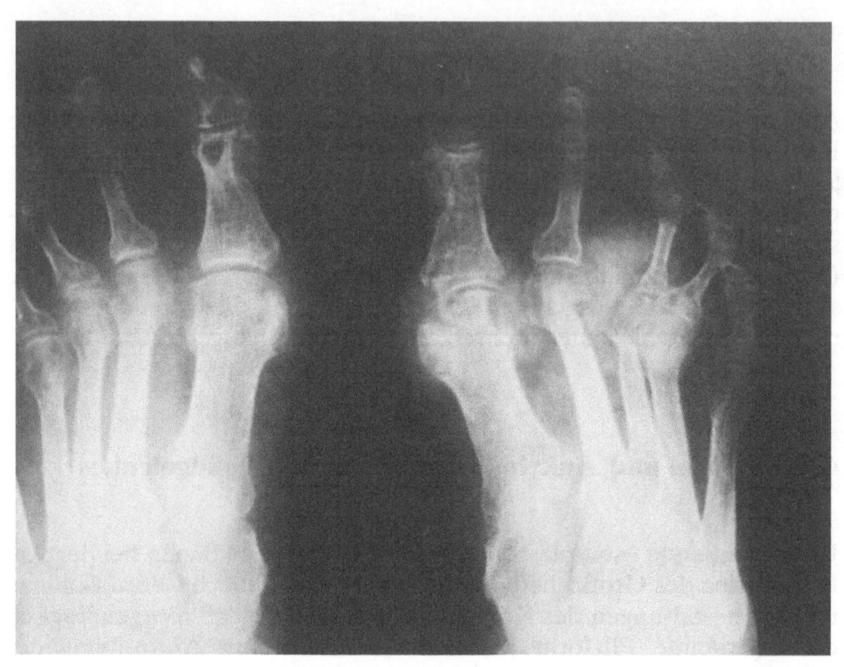

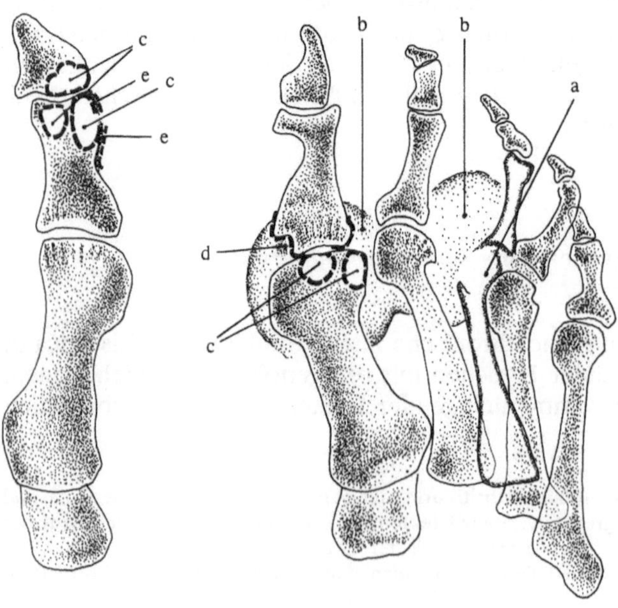

c
e
c
e
b
b
a
d
c

(Abb. 21). Häufig ist dabei die ursprüngliche Gelenksstelle durch frühere osteoplastische Reaktionen erheblich aufgetrieben und verdichtet (Abb. 21 *a*). Gleichzeitige überklammernde osteoplastische Auflagerungen verstärkten die Ankylosierung (Abb. 21 *c*). Nicht selten beobachtet man zudem Deviationen und Beugekontrakturen (21 *a*).

4.10 Arthritis urica der großen Gelenke

Auch an allen großen Gelenken kann in unterschiedlicher Häufigkeit die Präzipitation der Uratkristalle röntgenologisch faßbare Veränderungen hervorrufen. Wie an Händen und Füßen findet man Arthrosen, Arthritiden, intraossäre Tophi oder paraartikuläre Weichteiltophi. An den *Iliosakralfugen* kommt es nach Resorption des Knochens zur Pseudoverbreiterung des Gelenkspaltes, die gegenüber anderen Arthritiden, dem Hyperparathyreoidismus und der Osteomalazie abzugrenzen ist. Am *Hüftgelenk* tritt im Zusammenhang mit der Gicht häufiger eine Arthrose als eine Arthritis auf (Dihlmann, 1973). Ferner werden in seltenen Fällen aseptische Nekrosen des Femurkopfes symptomatisch bei Hyperurikämie mit oder ohne klinische Gicht beobachtet. Sie führen röntgenologisch zu scharf begrenzten Knochendefekten. Im Bereich der *Fußwurzel* kommen zystoide Aufhellungen durch Knochentophi im Talus (Abb. 22), im Os naviculare und in den Ossa cuneiformia häufig vor.
Plantarwärts führen überschießende, reaktive Verknöcherungen bei Fibroostitis röntgenologisch zu ausgedehnten bandförmigen und wulstigen Knochenneubildungen (Abb. 23) mit Spongiosastrukturen. Demgegenüber sind die Kalkablagerungen innerhalb von Weichteiltophi oder bei subkutanen tophösen Bursitiden amorph und können manchmal noch dichter sein als Knochen (Abb. 23). Gleichzeitige reaktive Ostitiden am anliegenden Tuber calcanei werden röntgenologisch an breiten Zonen verdichteten, sklerosierten Knochens erkennbar, der sich nach oben gegen die normale Spongiosa kontrastreich abhebt (Abb. 23).
Mannigfache röntgenologische Veränderungen werden beim Gichtbefall des Kniegelenkes (Abb. 24 u. 25) beobachtet. Das Kniegelenk ist

◀ **Abb. 19.** 81 J., ♂: Mutilation des Grundgelenkes des 3. Zehens *a* mit Becherform und Pseudoerweiterung des Gelenkspaltes auf 2 cm. Verkalkte Weichteiltophi *b*. Arthritis urica an beiden Großzehen mit Knochentophi *c*, Usuren *d* und überhängenden Knochenrändern *e*. Ein Knochentophus der Grundphalanx erstreckt sich weit in die Diaphyse, was bei Gicht häufiger vorkommt als bei anderen Gelenksentzündungen

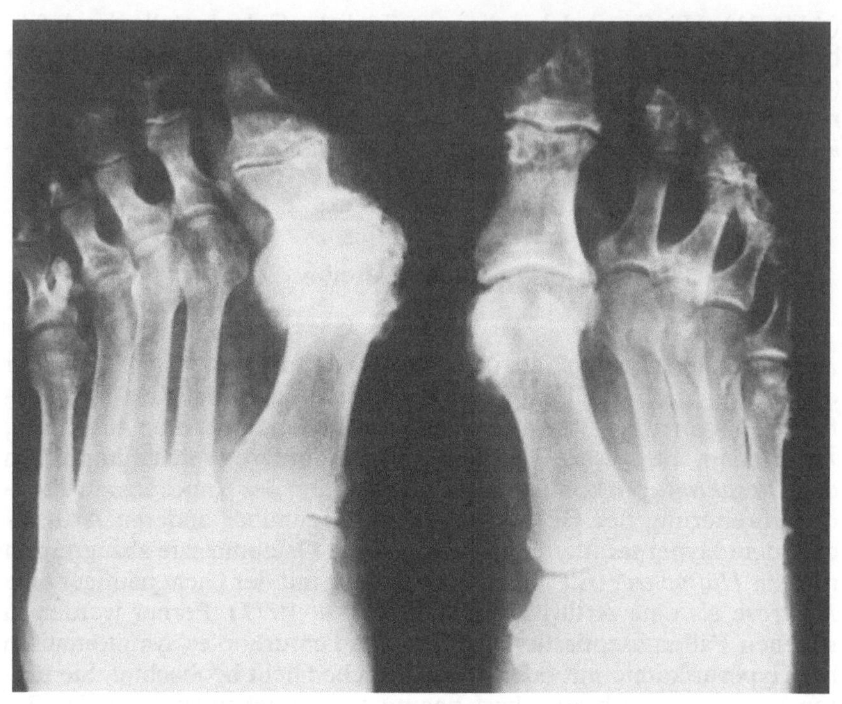

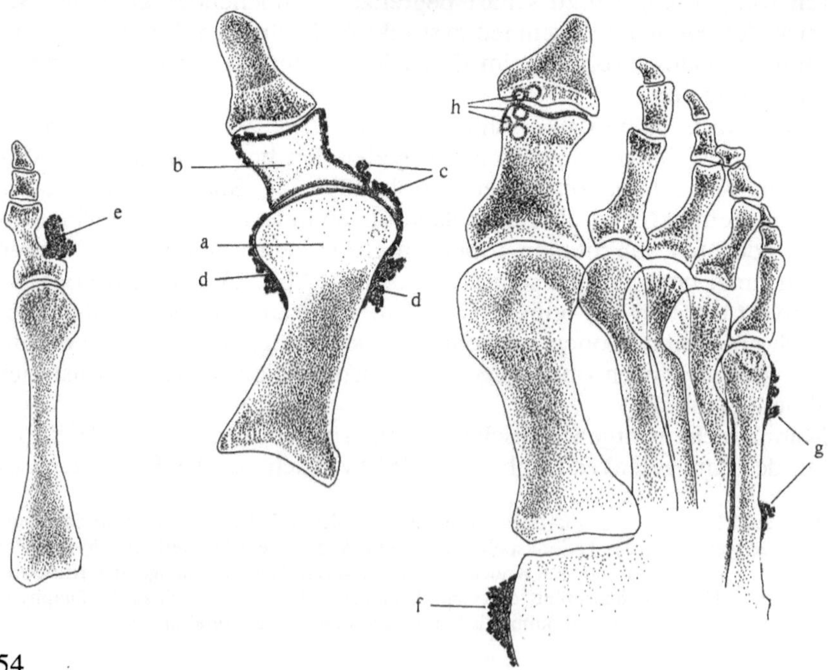

a
b
c
d
d
e
f
g
h

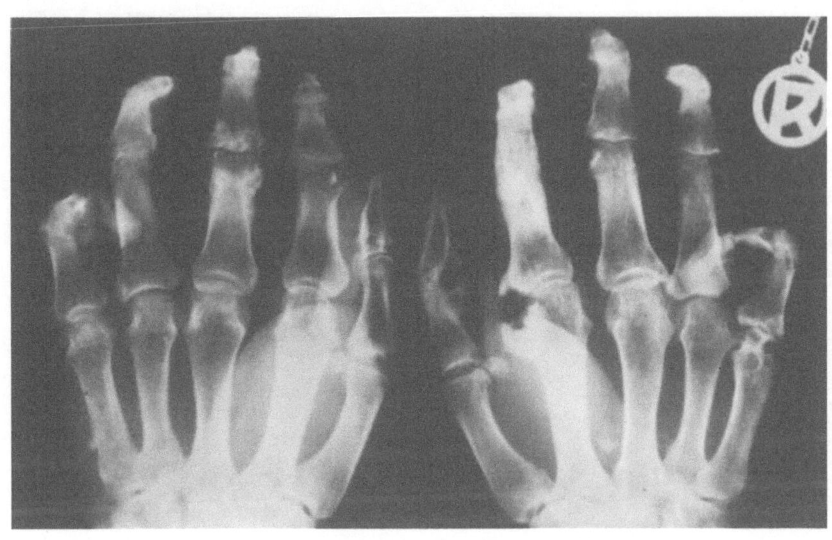

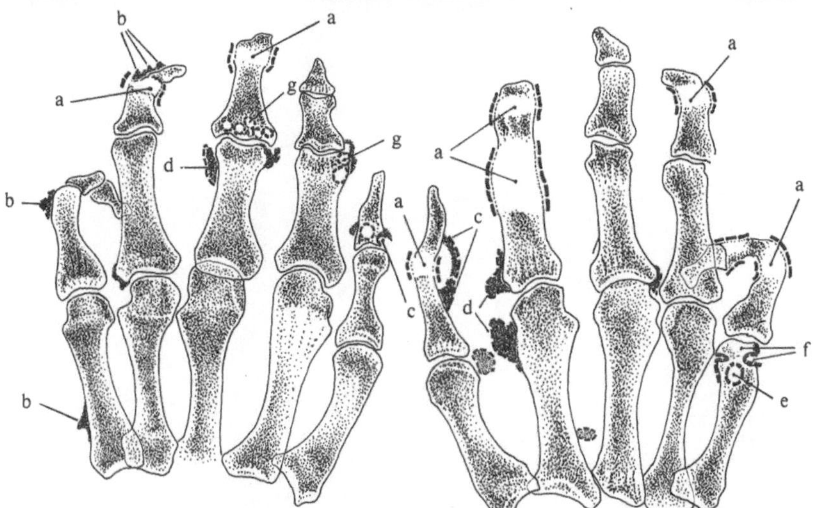

Abb. 21. 35 J., ♂: Ankylosen mehrerer Fingergelenke *a*, stellenweise mit Beugekontrakturen. An anderen Gelenken mit ebenfalls Gichtarthritis verschiedene osteoplastische Reaktionen mit „Stacheln“ *b*, „überhängenden Rändern“ *c* und „Erkern“ *d*. Ferner Osteolysen in Form von größeren Zysten *e*, „Hellebarden“ *f* und kleinzystischen Aufhellungen, außerdem Arthrosen *g*

◀ **Abb. 20.** 40 J., ♂: Pilzförmige Verdickung des Köpfchens linksseitig *a* mit Ankylose durch Knochenbrücken *c*. Verkürzung der Grundphalanx *b*. Gichterker am Großzehen *d* und am 5. Zehen *e* links und am Os cuneiforme 1 rechts *f*. Zahlreiche Gichtstacheln *g* am 5. Zehen rechts. Multiple Zysten am Endgelenk des Großzehens *h*

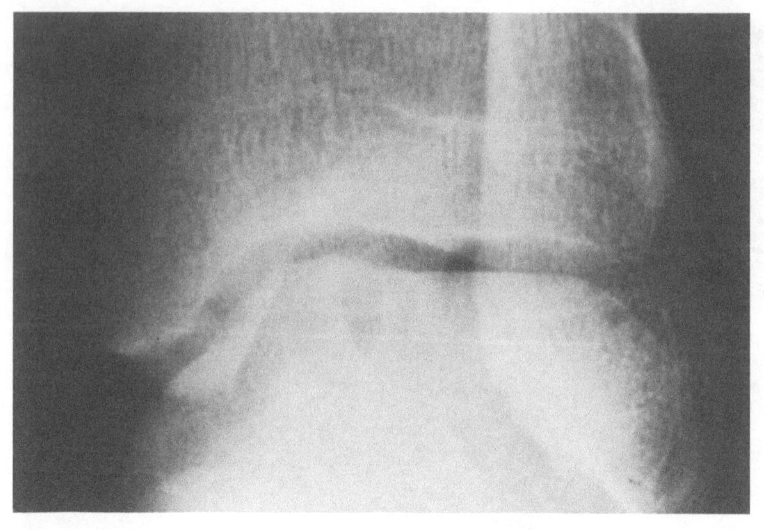

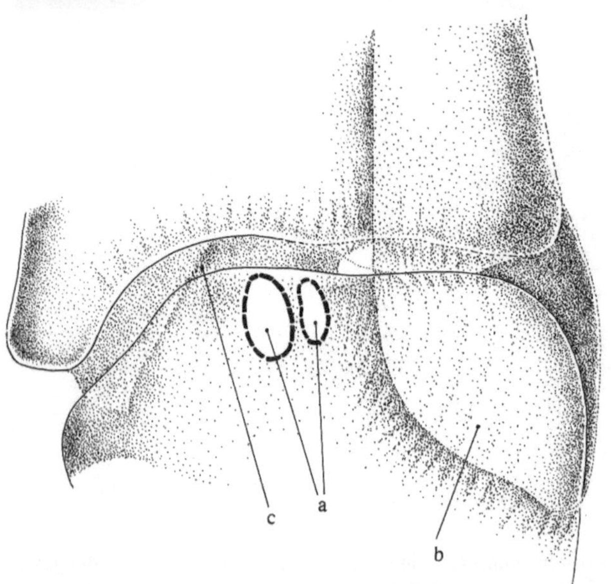

Abb. 22. 25 J., ♂: Zystoide, längsovale Aufhellungen im Talus *a* durch subchondrale Knochentophi. Gelenkspalt normal weit *c*. Malleolus fibularis unversehrt *b*

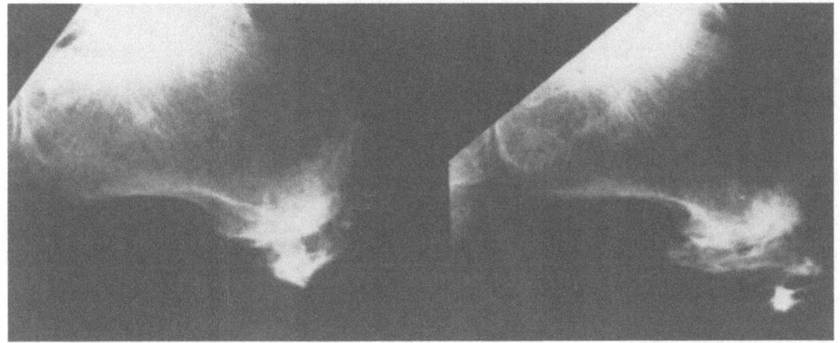

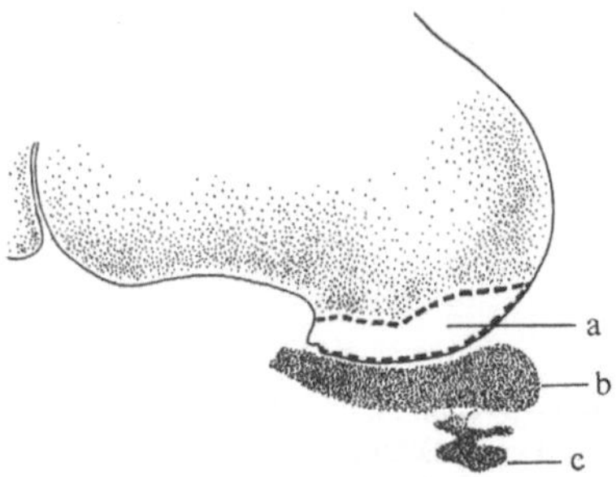

Abb. 23. 40 J., ♂: Beiderseits symmetrisch ausgedehnte reaktive Knochenneubildungen im Bereich der Fußsohle bei Periostitis und Tendoperiostitis. Verkalkungen in subkutanen Weichteiltophi (bei tophöser Bursitis). Sklerosen an der Basis der Tuber calcanei beiderseits durch reaktive, blande Ostitis condensans *a* Ostitits condensans des Tuber calcanei, *b* Weichteilverkalkung bei Periostitis, *c* Verkalkter subcutaner Weichteiltophus

von den großen Körpergelenken am häufigsten betroffen und zwar meist nur in Form der Arthrose mit Osteophyten, Gelenkspaltverschmälerung, subchondralen Sklerosen und Begradigung der Gelenkskonturen, genau wie bei Arthrosen anderer Ursache (Abb. 24c). SCHILLING (1973) fand Kniegelenksarthrosen bei 20% seiner Gichtpatienten. Ausgeprägte röntgenologische Zeichen einer Arthritis mit Usuren, Zysten und Destruktionen werden nur selten beobachtet, ebenso wie Dissektionen des oberen Patellarpols durch Gichttophi mit oder ohne Verkalkungen (SEEWALD, 1971). Wesentlich häufiger treten *präpatellare Tophi* auf (Abb. 24b), die bei Verkalkungen vor allem gegen eine Bursitis tuberkulosa abzugrenzen sind.

Osteoplastische Periostreaktionen an der dorsalen Fußwurzel rufen ähnlich spitze, multiple Gichtstacheln wie an den Metatarsalia hervor (Abb. 20) und werden auch als „struppiger Fuß" bezeichnet (DIHLMANN, 1973).

Zystoide Aufhellungen in der Patella durch Knochentophi bei Gicht umfassen differentialdiagnostisch ein großes Spektrum möglicher Ursachen, wie sie zum Teil auch für die Zysten an anderen Gelenken

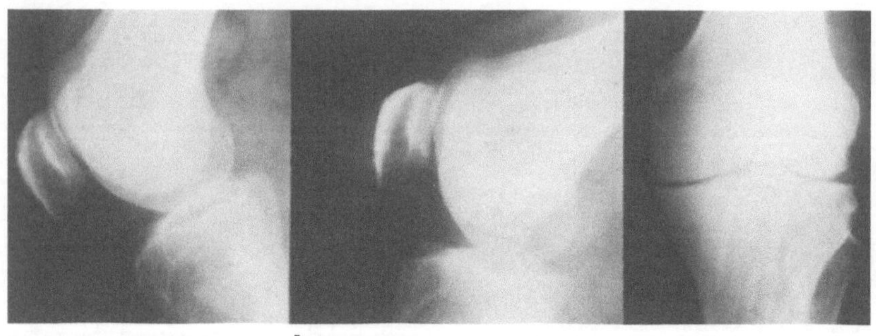

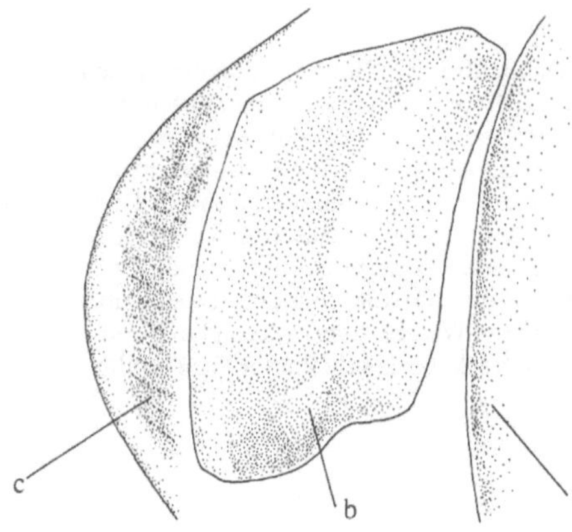

Abb. 24a–c. 83 J., ♂: **a** Normales linkes Knie; **b** verkalkter präpatellarer Gichttophus rechts, *a* Femurcondylus, *b* Patella, *c* verkalkter präpatellarer Tophus; **c** Arthrose zwischen Tibia und Femur

gelten. Es kommen in Betracht (Dihlmann, 1973): die Osteochondrosis dissecans patellae, epiphysäre aseptische Nekrose, solitäre und aneurysmatische Knochenzyste, Osteofibrosis deformans juvenilis Uehlinger, Hyperparathyreoidismus, Enchondrom, Hämangiom, Osteoklastom, Sarkom, Plasmozytom, Tumormetastase, Leukämie, Osteomyelitis, M. Paget und andere.

Vielfältig, wenn auch nicht ganz so reichlich sind die differentialdiagnostischen Erwägungen bei der *Chondrokalzinosis* mit röntgenologisch scharf begrenzten kalkdichten, streifigen Verschattungen im Bereich der Menisken (Abb. 25a u. b). Außer bei Gicht werden sie bei Pseudogicht, Hämochromatose (Abb. 25a), Hyperparathyreoidismus (Abb. 25b), Diabetes, nach Trauma, bei Arthritiden anderer Ursache und in seltenen Fällen auch bei der Arthrose vorgefunden.

Unter den großen Gelenken der *oberen Extremität* wird die Bursa olecrani (Abb. 26a–c) des Ellenbogengelenkes bei jedem fünften Patienten mit chronischer Gicht sehr häufig betroffen (Dihlmann, 1973). Tophus-Verkalkungen führen hier zu intensiven stippchenförmigen

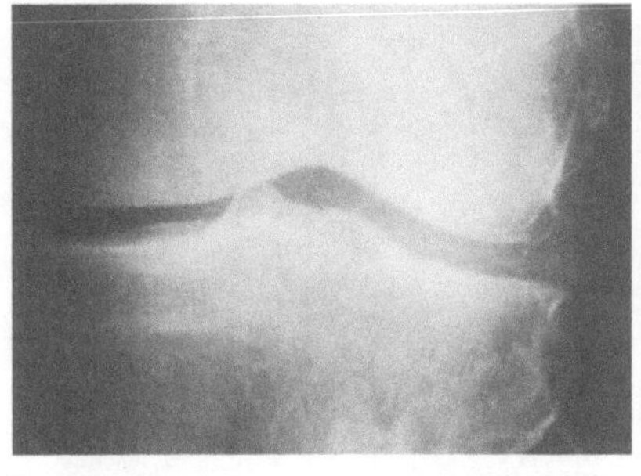
a

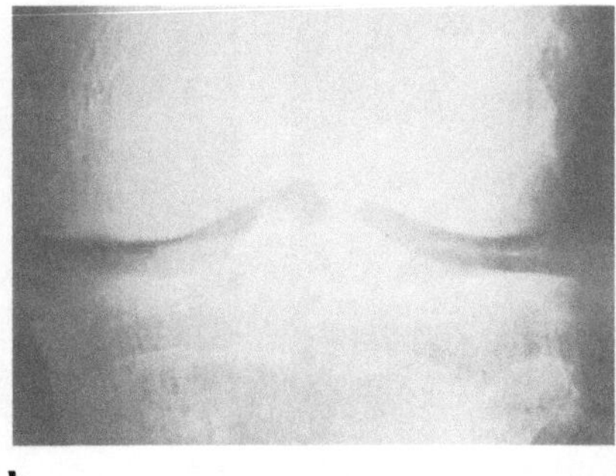
b

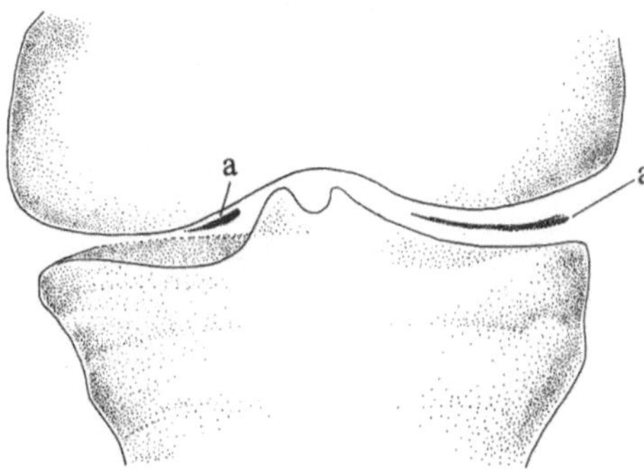

Abb. 25 a, b. a Streifige Chondrokalzinose-Verkalkungen in Projektion auf den Kniegelenkspalt bei Hämochromatose (65 ♂) und **b** bei sekundärem Hyperparathyreoidismus (67 ♂), *a* Meniskusverkalkungen bei sekundärem Hyperparathyreoidismus

oder amorphen Verschattungen (Abb. 26a) und reaktive osteoplastische Ausziehungen zu spitzen, stacheligen Verdichtungen (Abb. 26b). Paraartikuläre Weichteiltophi können Usuren nach sich ziehen (Abb. 26c).

Am *Schultergürtel* wird am häufigsten das Akromio-Klavikulargelenk in Form von Usuren, osteoplastischen Verdichtungen und Gelenksspaltverschmälerungen betroffen (Dihlmann, 1973), bisweilen kommt es aber auch zu Mutilationen des Hauptgelenkes mit ausgedehnten Tophuszerstörungen des Humeruskopfes (Forrester u. Nesson, 1973). Am Sternoklavikulargelenk führt die Arthritis urica zu Weichteilverdickungen, Usuren und reaktiven Sklerosen (Forrester u. Nesson, 1973).

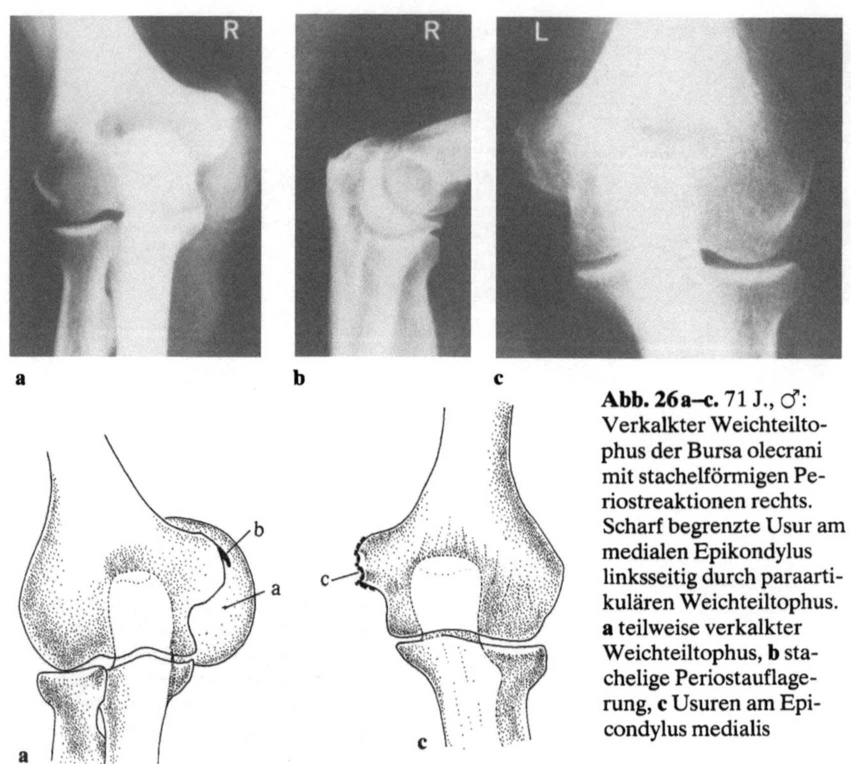

Abb. 26a–c. 71 J., ♂: Verkalkter Weichteiltophus der Bursa olecrani mit stachelförmigen Periostreaktionen rechts. Scharf begrenzte Usur am medialen Epikondylus linksseitig durch paraartikulären Weichteiltophus. **a** teilweise verkalkter Weichteiltophus, **b** stachelige Periostauflagerung, **c** Usuren am Epicondylus medialis

4.11 Röntgenologische Differentialdiagnostik der Arthritis urica der Hände und Füße

4.11.1 Weichteiltophi

Die röntgenologisch erkennbaren Weichteilverdickungen an Händen und Füßen durch die Weichteiltophi der Gicht sind abzuklären gegen Weichteilverdickungen bei chronischer Polyarthritis, Psoriasisarthritis, M. Reiter, Tuberkulose, Pilzinfektion, Lupus erythematodes, Xanthome, hypertropher Osteoarthropathie, Sarkoidose und Neurofibrom. *Subkutane Verkalkungen* werden außer in Gichttophi (Abb. 27a) auch

Abb. 27b. 67 J., ♀: „Rheumaknoten" der Handwurzel mit scholliger Verkalkung. Mutilation. Ausgeprägte Osteoporose, *a* Rheumaknoten mit scholligen Verkalkungen, *b* Mutilation des Processus styloideus ulnae, *c* Mutilation des distalen Radiusendes, *d* Osteolyse des Os lunatum, *e* Ankylosen der Carpalia, *f* Subluxation des Daumengrundgelenkes, *g* Usuren am Grundgelenk des 5. Fingers, *h* Subluxationen der Grundgelenke ▶

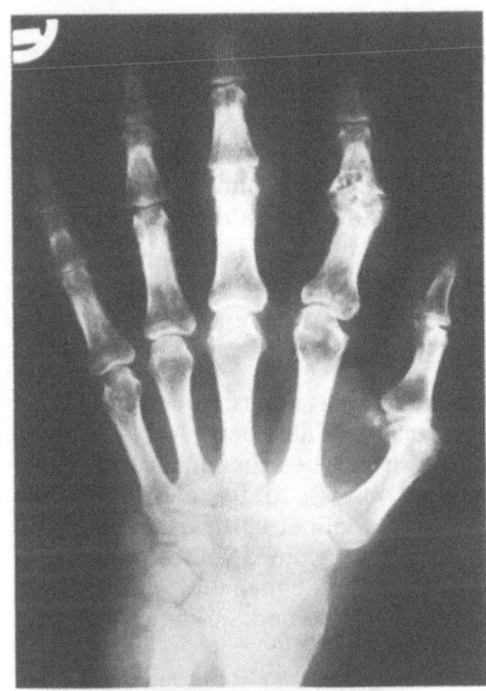

Abb. 27 a. 53J., ♂: Arthritis urica der Handwurzel mit Tophusverkalkungen. Mutilierende Arthritis urica am 2. Fingermittelgelenk

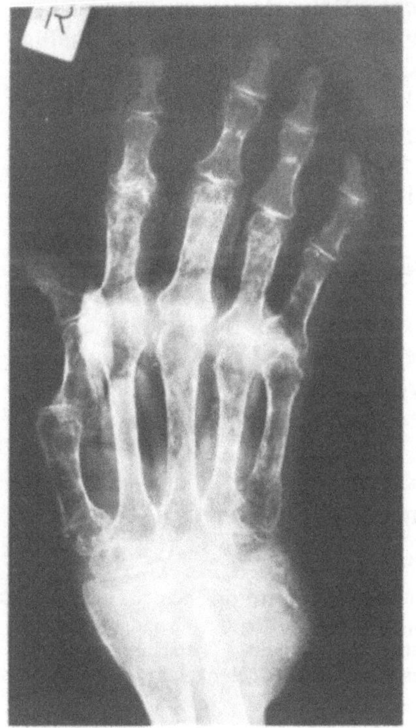

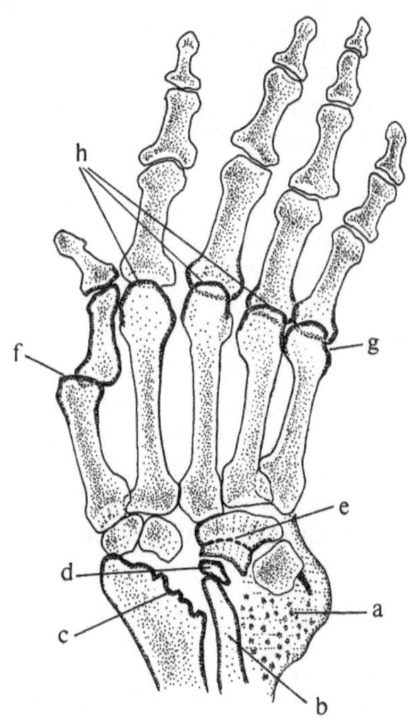

bei Rheumaknoten (Abb. 27b), Sklerodermie, Hyperparathyreoidismus, Pseudohypoparathyreoidismus, Ehlers-Danlos-Syndrom und nach Traumen beobachtet. Verkalkungen im Bereich der *Gelenkskapsel* finden sich außer in Gichttophi auch bei der Synovialitis villosa pigmentosa, bei der kalzifizierenden Periarthritis und bei der renalen Dialyse, jedoch nicht bei der häufigen chronischen rheumatischen Polyarthritis.

4.11.2 Knochendefekte

Usuren, die sich röntgenologisch bei der Gicht aufgrund des normalen Mineralsalzgehaltes meist sehr kontrastreich abheben (Abb. 15) sind abzuklären gegen die Usuren bei der chronischen rheumatischen Polyarthritis (Abb. 28a u. b), Psoriasis (Abb. 29), M. Reiter, Sarkoidose und Hyperparathyreoidismus, ferner gegenüber Druckusuren durch Sehnenscheiden-Xanthome, Lipome, Hämangiome, Neurofibromatose und schließlich Usuren bei Synovialitiden der Sehnen und Schleimbeutel, bei malignem Synovaliom, bei Hämophilie und Sarkomen und gegenüber „Pseudousuren" an Bandansätzen.

Zystoide Aufhellungen sind vor allem gegenüber den sehr häufigen Zysten bei der chronischen rheumatischen Polyarthritis zu differenzieren. Für Gicht sprechen besonders große Zysten, die unregelmäßig begrenzt sind und sich bis zur Diaphyse erstrecken können, ein normaler Mineralsalzgehalt, fehlende Gelenkspaltverschmälerungen und ein bevorzugter Befall der Fingergelenke im Vergleich zur Handwurzel. Zystoide Aufhellungen finden sich jedoch auch bei einer Reihe anderer Arthritiden, wie bei Psoriasis (Abb. 29), M. Reiter, M. Bechterew, Tuberkulose und andere.

Scharf begrenzte zystoide Aufhellungen in der Ein- oder Mehrzahl findet man außer bei Gicht auch bei Enchondromen, Ostitis multiplex zystoides Jüngling (Knochen-Sarkoidose), multipler polyzystischer Degeneration (Abb. 30a–c), Hämophylie, zystischer Form der Knochentuberkulose, Hämochromatose, tuberöser Sklerose, Hyperparathyreoidismus, aber auch bei blander Osteomyelitis und bei der zystischen Form der chronischen-rheumatischen Polyarthritis.

Mutilationen der Gelenke sieht man außer bei Gicht auch bei großen Rheumaknoten (Abb. 27a u. b), chronischer Polyarthritis (Abb. 28a u.

Abb. 28a, b. 57 J., ♀: Primär chronische rheumatische Polyarthritis beider Hände und ▶ Füße. *a* Luxation des Großzehengrundgelenkes, *b* Subluxationen der Grundgelenke der Zehen II bis IV, *c* Usuren, *d* Zysten, *e* Mutilation der Carpalia, *f* Verschmälerung des proximalen Handgelenksspaltes, *g* Arthrose des Daumensattelgelenkes

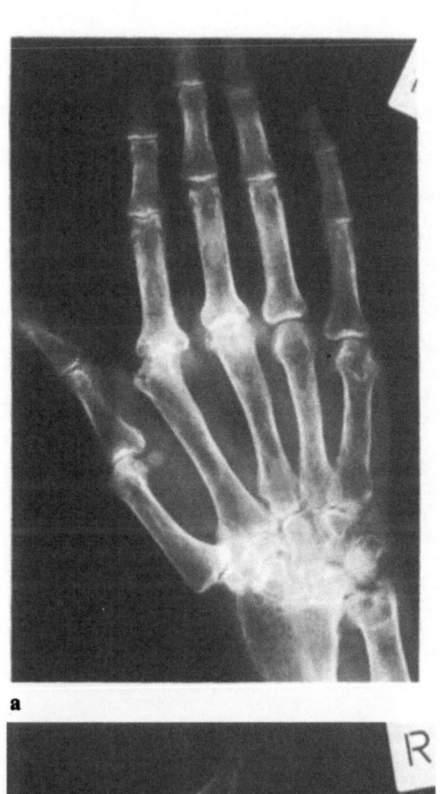

a

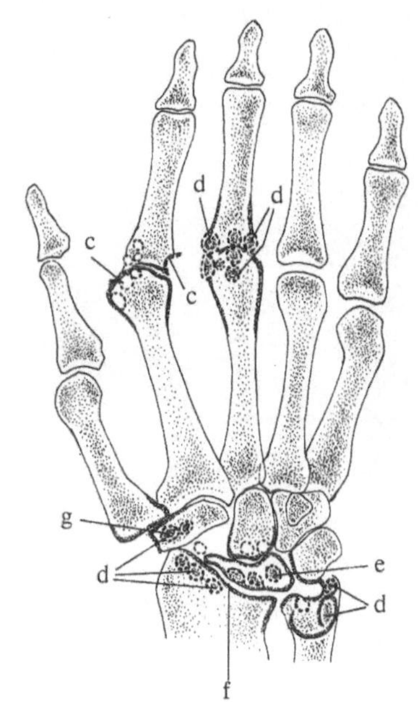

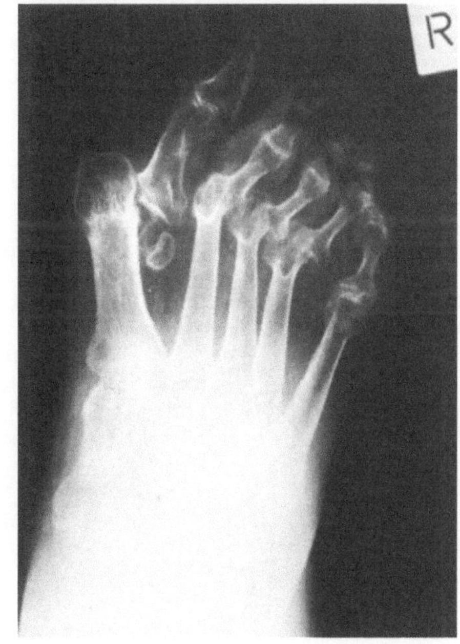

b

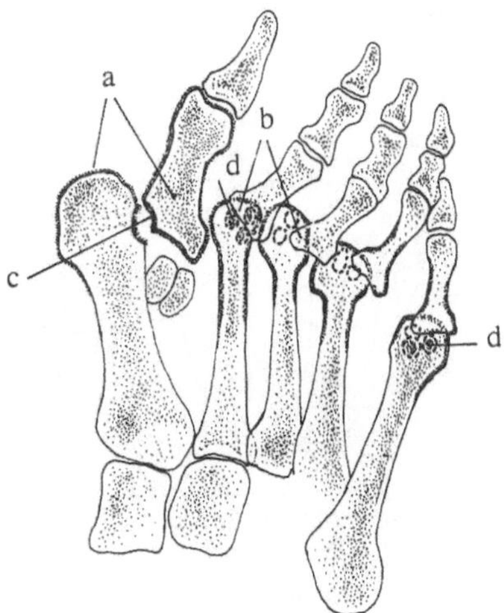

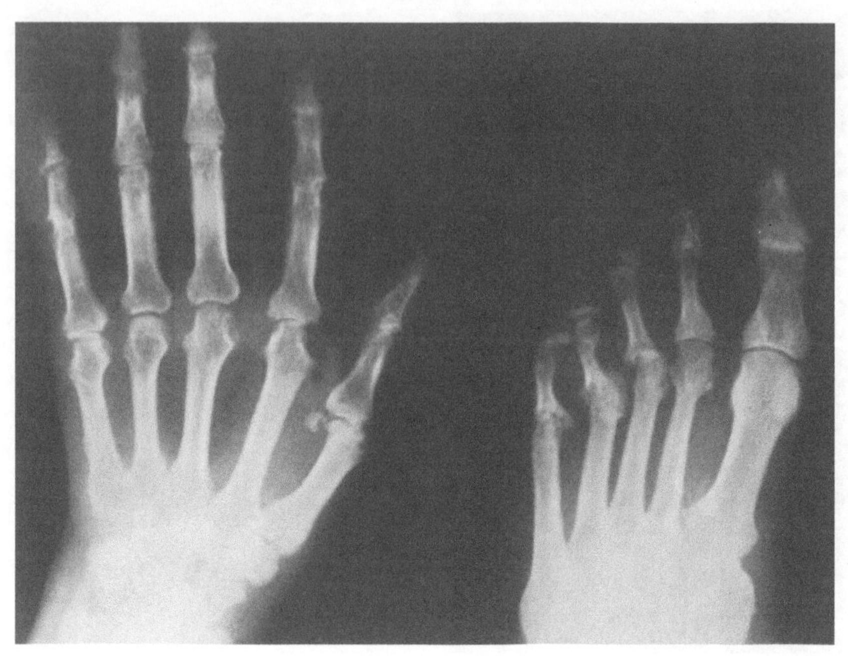

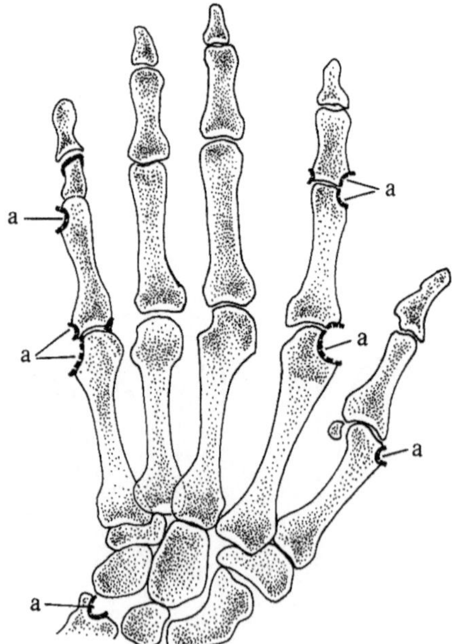
a
a
a
a
a
a
a

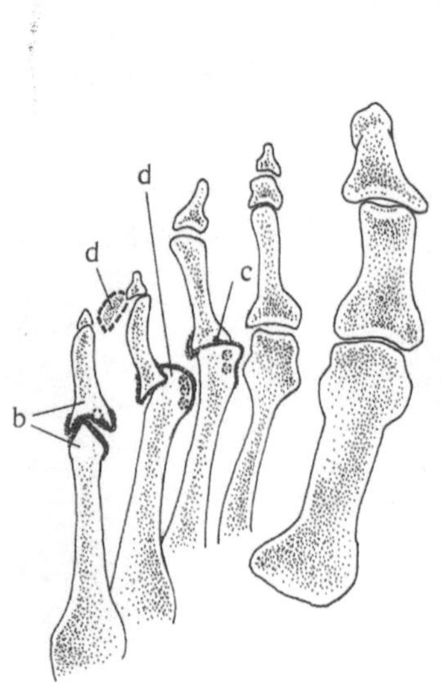
d
d
c
b

b), mutilierender Form der Knochensarkoidose, Pseudotumor mit Becherform bei Hämophylie, neurogener Osteoarthropathie, reaktionsloser GORHAN-STOUT-Osteolyse bei Hämangiomatose, Akroosteolyse-Syndrom, bei der Retikulohistiozytose (Lipoid-Dermatoarthritis), bei diabetischer Arthropathie und nicht zuletzt auch bei Knochenmetastasen oder dem malignen Synovaliom. In seltenen Fällen kann es auch beim Hyperparathyreoidismus zu ausgedehnten Gelenkszerstörungen kommen.

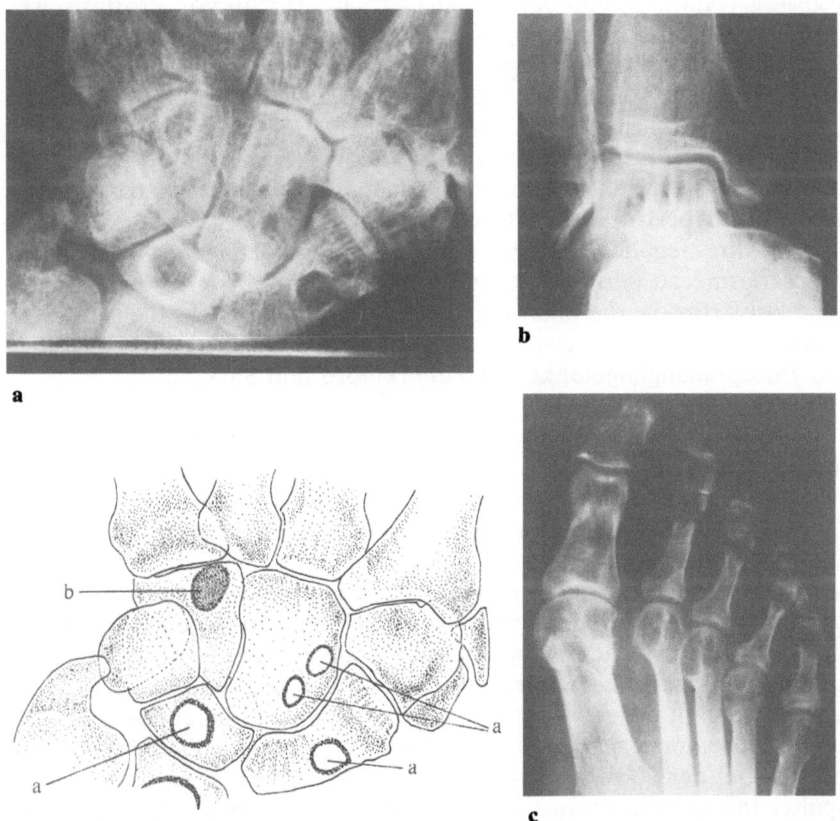

Abb. 30a–c. 37 J., ♂: Polyzystische, angeborene Degeneration mit zahlreichen zystoiden Aufhellungen an vielen Gelenken. Keine Osteoporose. Keine Gelenkspaltverschmälerung. Gleichzeitig geistige Retardierung. *a* multiple Zysten der Carpalia und im distalen Radiusende, *b* Hamulus ossis hamati

◀ **Abb. 29.** 52 J., ♂: Psoriasis-Arthritis. Usuren, Zysten, Hellebardenformen, Pencil in cup, Periostauflagerungen, keine Osteoporose. *a* Usuren, *b* Pencil in cup, *c* Subluxation des 3. Zehengrundgelenkes, *d* Luxationen am 4. und 5. Zehen

4.11.3 Osteoplasien

Scharf begrenzte Randausziehungen durch Fibroostosen bei Akromegalie und Ochronose sind unschwer von der Gicht abzugrenzen, während die Knochenneubildungen bei Fibroostitiden im Rahmen der Arthritis bei Psoriasis (Abb. 29), M. Reiter, M. Bechterew und seltener bei chronischer rheumatischer Polyarthritis Überschneidungen zur Gicht abgeben. „Hellebardenformen" mit zusätzlichen osteoplastischen Periostreaktionen kommen differentialdiagnostisch auch bei der Psoriasis (Abb. 29) und bei Lipoid-Dermatoarthritis vor. Psoriasis-Arthritiden gehen röntgenologisch oft mit stiftförmiger Osteolyse des Köpfchens und kappenartiger Pfanne einher („pencil in cup") und haben wie die Gicht oft spitz auslaufende Periostauflagerungen (Abb. 29) und normalen Mineralsalzgehalt. Bei knochendichten Auflagerungen ist ferner an bakterielle Osteomyelitis und Periostitis, Tuberkulose, Sichelzellanämie, M. Gaucher, Rachitis, Hyperparathyreoidismus, hypertrophische Osteoarthropathie, Sklerodermie, Sarkoidose, Akromegalie, arterielle Durchblutungsstörungen und an Knochensarkome zu denken, bei *Ankylosen* an die chronische rheumatische Polyarthritis, die allerdings im Gegensatz zur Gicht die Interphalangialgelenke selten betrifft, ferner an Psoriasisarthritis einschließlich der Interphalangialgelenke, an Tuberkulose und Sarkoidose.

4.11.4 Arthrose

Die unter dem röntgenologischen Bild der Arthrosis deformans mit Osteophyten, Gelenkspaltverschmälerung und subartikulären Sklerosen verlaufende Gicht-Arthropathie bei niedrigem Mengen-Zeit-Quotienten der Uratpräzipitation ist von der üblichen degenerativen Arthrosis des Alters und den symptomatischen Arthrosen für das Einzelgelenk nicht unterscheidbar. Abweichend von den Arthrosen anderer Ursache befällt die *Hämochromatose* die 2. und 3. Fingergrundgelenke und die proximalen Interphalangialgelenke. Arthroseähnliche Ausziehungen bei der *Akromegalie* gehen oft mit Verbreiterung des Gelenkspaltes infolge Knorpelwucherung einher. *Symptomatische lokalisierte Arthrosen* werden u. a. bei aseptischen Nekrosen, z. B. am Köpfchen des Metatarsale II (Köhler 2), bei enchondralen Dysostosen, nach Strahlentherapie und als sogenannte „Arthritis reformans" bei der chronischen Polyarthritis beobachtet. Die häufige, destruktive (erosive) Polyarthrosis der Fingerend- und Fingermittelgelenke führt röntgenologisch zu Osteophyten, Usuren, zystoiden Aufhellungen und Deviationen bei normalem Mineralsalzgehalt (Abb. 31).

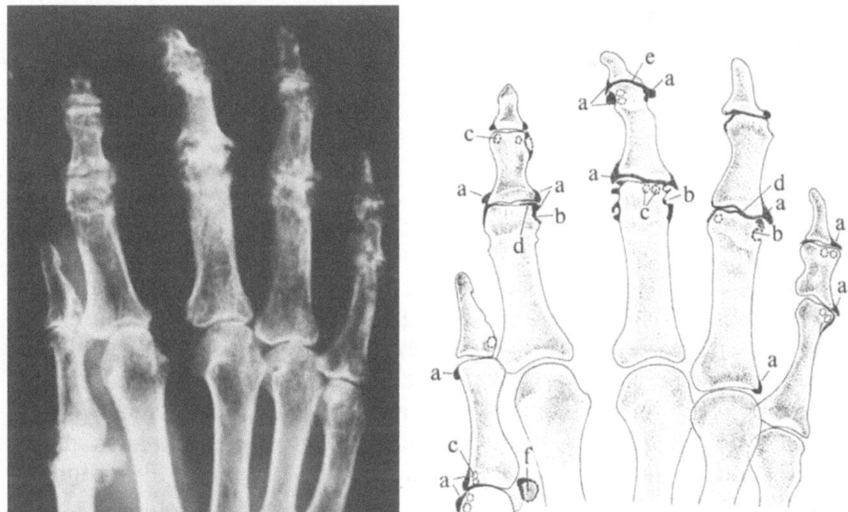

Abb. 31. 65 J., ♀: Destruierende, erosive Polyarthrose der Fingerendgelenke (sog. Heberden-Arthrose), der Fingermittelgelenke (sog. Bouchard-Arthrose) und Grundgelenksarthrose des Daumens. *a* Randwulste, *b* Usuren, *c* Zysten, *d* Verschmälerung der Gelenkspalten, *e* Beugestellung der Endgelenke, *f* Arthrose am Sesambein des Daumengrundgelenkes

5 Beteiligung der Nieren

F.-D. Goebel

Während Arthritis und Tophi die klinisch eindrucksvollsten Symptome der Gicht sind, ist die Beteiligung der Niere die gefährlichste Komplikation (Abb. 32). Bis zur Einführung der Urikosurika war es nur im Hinblick auf prognostische Aussagen von Bedeutung, ob bei einem Patienten mit chronischer Gicht eine Beteiligung der Nieren vorlag. Diagnostische Maßnahmen konnten nicht zu therapeutischen Konsequenzen führen. Heute ist mit den verfügbaren Behandlungsmöglichkeiten eine Gichtnephropathie verhinderbar, bzw. ihre Progredienz aufzuhalten.

Mit dem Begriff *Gichtniere* bezeichnet man alle Nierenläsionen, die im Zusammenhang mit einer Hyperurikämie und einer Gicht auftreten können. Das Spektrum der renalen Veränderungen reicht von minimalen, nur mikroskopisch erkennbaren Kristallablagerungen bis zur irreversiblen Niereninsuffizienz, die zum Tode führt. Aus histologischen Untersuchungen ist bekannt, daß Harnsäurekristalle auch dann schon in der Niere nachgewiesen werden können, wenn noch keine akuten Gichtanfälle aufgetreten oder Gichttophi entstanden sind. Im allgemeinen jedoch besteht eine enge Korrelation zwischen Dauer und klinischem Schweregrad einer Gicht einerseits und Nierenschäden andererseits. Nierenveränderungen finden sich bei den meisten Patienten, deren Gichtanamnese sich über mehrere Jahre erstreckt. So fanden TAL-

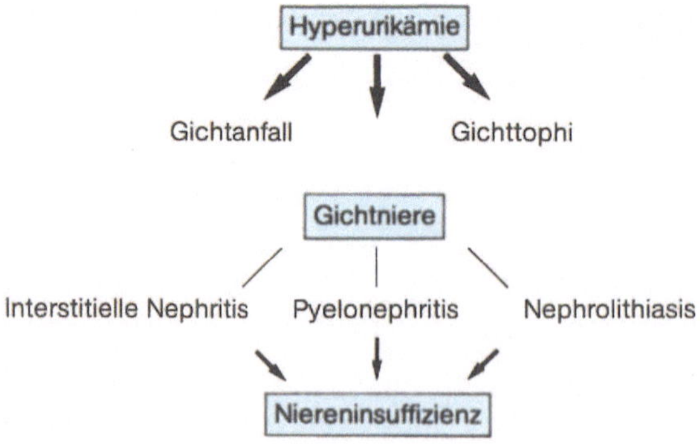

Abb. 32. Mögliche Folgen einer Hyperurikämie

BOTT und TERPLAN (1960) in einer autoptischen Studie an 191 Gichtpatienten in 93% der Fälle Uratkristalle in den Nieren.

Wenn bei einem Patienten eine Hyperurikämie oder eine Gicht diagnostiziert wird, so sind weitere Untersuchungen im Hinblick auf eine Nierenbeteiligung dringend notwendig. Dies ist einmal erforderlich, weil der Nachweis einer Nierenbeteiligung die Entscheidung für das therapeutische Vorgehen beeinflußt, und weil sich aus dem Befund einer Gichtnephropathie Konsequenzen für prognostische Aussagen ergeben. Folgende Fragen sollen durch die Untersuchungen zur Nephropathie beantwortet werden.

1. Haben die der apparenten Gicht zu Grunde liegenden metabolischen Störungen zu Veränderungen der Nierenstruktur oder -funktion geführt?
2. Ist eine nachgewiesene Nierenkrankheit bei gleichzeitig bestehender Gicht eine Folge der Stoffwechselkrankheit?
3. Hat eine fortgeschrittene Niereninsuffizienz eine sekundäre Gicht hervorgerufen?

Grundsätzlich muß bei den Untersuchungen zur Gichtnephropathie zwischen den Folgen der Uratausfällung im Nierenparenchym einerseits und im Nierenhohlsystem andererseits unterschieden werden.

5.1 Nierenparenchymschäden

Von allen gichtigen Veränderungen der Nieren sind die allein charakteristischen die Harnsäureablagerungen im Interstitium, im Mark und in den Papillen mit einer umgebenden entzündlichen Reaktion, gelegentlich auch mit Fremdkörperriesenzellen. Uratkristalle finden sich auch in den Sammelröhren des Nierenmarkes und in den Nierentubuli, wo sie zum Verschluß der Lumina führen können. Histologisch findet sich das Bild der abakteriellen interstitiellen Nephritis mit fibrotischen Veränderungen sowie Zellinfiltrationen mit Lymphozyten, Makrophagen und Plasmazellen. An den Blutgefäßen, Arterien wie Arteriolen, treten degenerative Veränderungen auf, die nicht in jedem Falle mit den parenchymatösen Läsionen parallel gehen müssen. Besonders ausgeprägt sind die Gefäßalterationen, wenn bereits eine Hypertonie vorliegt. Neben den interstitiellen Schäden können auch die Glomerula betroffen sein. Hier kann es zur Hyalinisierung und Sklerosierung ganzer Glomerula kommen, die eine Einschränkung der Nierenfunktion zur Folge haben können (Abb. 33). In fortgeschrittenen Stadien finden

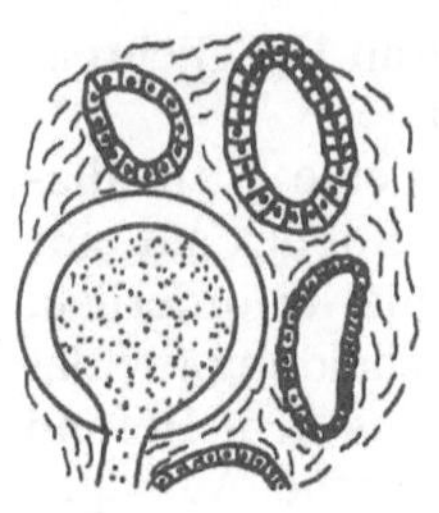

Abb. 33. Schematische Darstellung eines histologischen Bildes der Nierenrinde mit völliger Obliteration eines Glomerulum

sich Obliterationen zahlreicher Glomerula durch amorphes Material, das sich wie Amyloid mit Kongorot färben läßt. Ob es sich dabei um eine echte Amyloidablagerung als Folge langdauernder chronischer Entzündung bei der Gicht handelt, ist nicht eindeutig geklärt.

Die perkutane Nierenbiopsie hat die Beobachtung früher Läsionen der Nieren von Gichtpatienten zu einem Zeitpunkt ermöglicht, zu dem mit laborchemischen Methoden eine Nierenbeteiligung noch nicht nachweisbar ist. Aber selbst die Nierenpunktion erbringt oft nur unvollständige Befunde, da bioptisch nur selten Markanteile der Nieren getroffen werden, in denen nach autoptischen Untersuchungen die frühesten und ausgeprägtesten Veränderungen anzutreffen sind. Darüberhinaus werden Punktate oft in wässerigen Fixationsmitteln fixiert, durch die Uratkristalle aus dem Gewebe herausgewaschen werden und somit nicht mehr nachweisbar sind.

Dennoch haben die bioptischen Studien zu einer klareren Vorstellung von der Entwicklung der Gichtnephropathie geführt. Als erste Veränderungen fanden Gonick et al. (1965) im Nierenrindenbereich eine Glomerulosklerose mit einer gleichmäßigen fibrillären Verdickung der Basalmembran der glomerulären Kapillaren. Später folgten Degeneration und Atrophie der Henleschen Schleifen, die gelegentlich mit Epithelnekrosen einhergingen. Interstitielle Veränderungen fanden sich ebenfalls zuerst im Bereich der Henleschen Schleifen. In 5 von 28 Biopsieproben fanden die Autoren tophöse Ablagerungen.

Untersuchungen zur Uratverteilung in der Niere haben die höchste Konzentration in den Henleschen Schleifen nachgewiesen (Cannon et al., 1968). Hier findet sich auch eine hohe Konzentration an Natriumionen, die die Löslichkeit der Urate herabsetzt. Die hohe lokale Natrium-Urat-Konzentration könnte die primäre Schädigung der Tubulusepithelien der Henleschen Schleife hervorrufen, die interstitielle Reaktion wäre als Folge auf die Ablagerung von Mikrokristallen zu deuten. Röntgenanalysen haben die Kristalle tatsächlich als Natriumurate und nicht als Harnsäurekristalle identifizieren können.

5.2 Nephrolithiasis

Die Harnsäure-Nephrolithiasis macht etwa einen Anteil von 10% aller Nierensteine aus. Die Häufigkeit der Nierensteine bei Gichtpatienten wird mit 5–40% sehr unterschiedlich in der Literatur angegeben (Zöllner u. Gröbner, 1976). Die Divergenz dieser Angaben wird unter anderem darauf zurückgeführt, daß für die Diagnose unterschiedliche Kriterien zu Grunde gelegt werden, die von rein klinischer Symptomatik bis hin zur histologischen Untersuchung reichen. Die Ursache der Harnsäuresteinbildung liegt in der Ausfällung von Harnsäure oder Uraten in den ableitenden Harnwegen. Steine sind um so häufiger, je höher der Harnsäurespiegel im Serum ist (Tabelle 8). Bei nicht eingeschränkter Nierenfunktion steigt mit der Harnsäure im Serum auch die Harnsäureausscheidung über die Nieren an. Bei den üblicherweise sauren pH-Werten des Urins und der dadurch verminderten Harnsäurelöslichkeit korreliert das Ausmaß der Harnsäureausscheidung mit der Häufigkeit der Nephrolithiasis (Tabelle 9). Ist im Ver-

Tabelle 8. Beziehung der Serumharnsäurespiegel zur Häufigkeit der Nephrolithiasis bei einem Gesamtkollektiv von 1228 Patienten mit primärer Gicht (Nach Yü, 1978)

Serumharnsäure	Gesamt-Patientenzahl		davon Patienten mit Nephrolithiasis	
mg/100 ml	n	%	n	%
5,1– 7,0	83	7	16	20
7,1– 9,0	472	38	126	27
9,1–11,0	491	40	181	37
11,1–13,0	144	12	66	46
13,1–16,0	38	3	19	50

Tabelle 9. Beziehung der Harnsäureausscheidung im Urin und Häufigkeit der Nephrolithiasis bei 1319 Patienten mit primärer Gicht (Nach Yü, 1978)

Harnsäureausscheidung im Urin	Gesamt-Patientenzahl		davon Patienten mit Nephrolithiasis	
mg/die	n	%	n	%
400	152	12	32	24
400–599	482	36	113	24
600–799	397	30	127	32
800–999	208	16	64	31
1000–1600	80	6	38	49

laufe der Gichtnephropathie eine Einschränkung der Nierenfunktion erfolgt, dann steigt der Serumharnsäurespiegel weiter an, da weniger Harnsäure über die Nieren ausgeschieden wird. Mit zunehmender Niereninsuffizienz entwickelt sich aber ein Mißverhältnis zwischen Höhe der Hyperurikämie und verminderten Harnsäureausscheidung im Urin. Die Vergrößerung der Ausscheidungskapazität des Darmes verhindert dann ein rasches Ansteigen der Serumharnsäure auf sehr hohe Werte.
Die üblichen Bestandteile von Nierensteinen haben alle ein gemeinsames Merkmal: Sie sind schwer lösliche Substanzen. Bei einem pH-Wert des Urins unter 5,5 liegt immer eine übersättigte Harnsäurelösung vor, so daß die Gefahr der Ausfällung bei einer Hyperurikosurie ständig vorhanden ist. Wahrscheinlich bilden sich auch bei Personen ohne Hyperurikämie und vermehrte Harnsäureausscheidung Mikrokristalle, die aber ausgeschwemmt werden, bevor sich größere Konkremente bilden können.

5.3 Pyelonephritis

Als weitere häufige Nierenschädigung findet sich bei Gichtikern eine Pyelonephritis. In ihrer Autopsiestudie an 191 Gichtpatienten fanden Talbott und Terplan (1960) bei 80% makroskopische und histologische Veränderungen im Sinne einer Pyelonephritis. Dem gegenüber beobachteten Gonick et al. (1965) bei ihren histologischen Untersuchungen seltener eine Pyelonephritis. Narben, Infiltrate von Lymphozyten, Makrophagen und Plasmazellen sowie vereinzelt Eiweißzylinder als morphologische Merkmale der chronischen Pyelonephritis fanden sie in 21% der untersuchten Nierenpunktate, bzw. bei 29% der Autopsien. Die Verteilung der entzündlichen Veränderungen war insofern bemerkenswert, als diese Läsionen typischerweise in der Nachbarschaft der Henleschen Schleifen beobachtet wurden, deren Epithelzellen atrophiert waren. Im Gegensatz zu den „üblichen" pyelonephritischen Prozessen fanden die Autoren eine Aussparung des Nierenmarks und der juxtamedullären Rindenanteile.
In der Mehrzahl der Fälle ist die Nierenbeckenentzündung die Folge einer Infektion, zu der eine Harnstauung durch Uratkristalle oder -steine prädisponiert. Eine Infektion kann aber auch ohne relevante Stauung bei nur geringer Uratablagerung im Nierenbeckenhohlsystem auftreten. Wie bei der interstitiellen Nephritis bei Gicht kann die Pyelonephritis aber ebenfalls durch eine abakterielle Entzündung als Re-

aktion auf Uratkristallablagerungen im Nierenparenchym und hier vor allem in den Papillen bedingt sein. Eine solche abakterielle chronische Pyelonephritis verläuft fast ohne klinische Symptome und wird deshalb erst durch eine gezielte Nierenuntersuchung diagnostiziert.
Eine akute Pyelonephritis mit Fieberschüben, Flankenschmerz und dysurischen Beschwerden kommt dagegen beim Gichtiker relativ selten vor und ist immer die Folge einer bakteriellen Infektion im Bereich der ableitenden Harnwege. In ihrer systematischen Untersuchung fanden GONICK et al. (1965) bei 39% ihrer Patienten positive Urinkulturen und bei 24% der Patienten in der Anamnese klinische Hinweise auf eine früher durchgemachte Harnwegsinfektion.

5.4 Untersuchungsgang bei der Diagnostik

Wenn eine Gicht diagnostiziert worden ist oder eine nennenswerte Hyperurikämie festgestellt wurde, sollten in jedem Falle weitere Untersuchungen durchgeführt werden, um eine Beteiligung der Nieren zu beweisen oder auszuschließen.

5.4.1 Harnuntersuchung

Ein einfacher Harnstatus kann bei der Gicht Proteinurie, Hämaturie (Erythrozyturie), Leukozyturie und Zylindrurie aufweisen. Die Befunde können einzeln, teilweise oder alle gemeinsam erhoben werden. Entsprechend ihres anatomischen Ursprungs (Abb. 34) weisen sie auf eine Beteiligung der Rinde, auf entzündliche Reaktionen oder auf Blu-

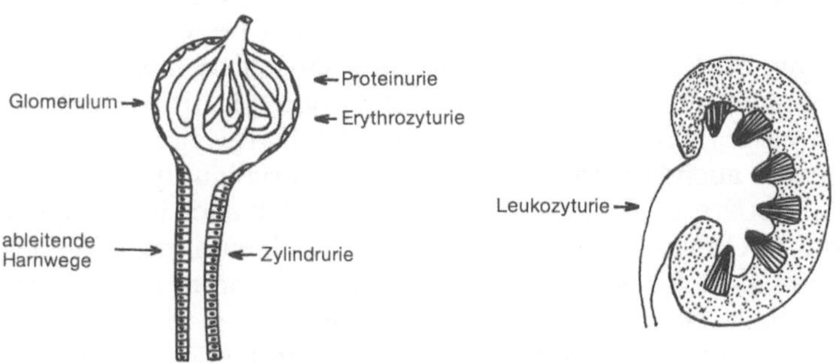

Abb. 34. Ursprungsorte der Urinveränderungen bei Gichtniere

Tabelle 10. Häufigkeit wichtiger Harnbefunde und Hypertonie bei Gichtkranken mit und ohne Urolithiasis (Fälle von ZÖLLNER u. SCHATTENKIRCHNER, 1966)

	Gichtkranke mit Urolithiasis	Gichtkranke ohne Urolithiasis	Gesamtes Krankengut mit Gicht
Zahl der Patienten	9	13	22
Eiweiß			
Spur	1 (11,1%)	2 (15, 4%)	3 (13,6%)
reichlich	4 (44,4%)	1 (7,7%)	5 (22,5%)
zusammen	5 (55,5%)	3 (23,1%)	8 (36,1%)
Zylinder	0 (0%)	0 (0 (0%)	0 (0%)
Erythrozyten			
vereinzelt	3 (33,3%)	2 (15,4%)	5 (22,5%)
reichlich	4 (44,4%)	0 (0,0%)	4 (18,2%)
zusammen	7 (77,7%)	2 (15,4%)	9 (40,7%)
Leukozyten	5 (55,5%)	7 (53,9%)	12 (54,6%)
Blutdruckerhöhung systolisch über 150 oder diastolisch über 95 mm Hg	5 (55,5%)	7 (53,9%)	12 (54,6%)

tungen hin. Die Tabelle 10 zeigt die Häufigkeit eines pathologischen Urinbefundes bei 22 Gichtpatienten (ZÖLLNER u. Schattenkirchner, 1966, unveröffentlicht).

Erythrozyten finden sich bei etwa 15–20% der Patienten mit einer Gichtniere. In vielen Fällen handelt es sich um eine Mikrohämaturie mit wenigen roten Blutkörperchen pro Gesichtsfeld. Eine stärkere Erythrozyturie ist vor allem dann zu beobachten, wenn eine Nephrolithiasis besteht, die zu einer Blutung führt. Ob die Hämaturie in den Fällen ohne nachweisbare Nierensteine Folge einer Mikrolithiasis ist oder Ausdruck der erhöhten Kapillarpermeabilität bei einer Schädigung der Glomerula, kann im Einzelfall nicht entschieden werden.

Leukozyten finden sich im Harn, wenn eine Pyelonephritis vorliegt, sie sind als Hinweis auf einen Infekt der ableitenden Harnwege sowohl bei einer akuten wie auch bei einer chronischen bakteriellen Pyelonephritis zu werten. LOUYOT et al. (1963) haben Leukozyten auch im Harn bei Patienten mit Gichtniere beobachtet, ohne daß sich eine Infektion des Nierenbeckens auch bei sorgfältiger Untersuchung hätte nachweisen lassen. Diese Fälle entsprechen wohl den Befunden bei einer abakteriellen chronischen Pyelonephritis, wie sie von verschiedenen Autoren histologisch gesichert worden sind.

Über die Häufigkeit von Zylindern im Urinsediment schwanken die Angaben in der Literatur zwischen 0% und 20%, meistens ist die Zylindrurie mit einer Albuminurie verbunden. Häufig handelt es sich um hyaline oder granulierte Zylinder, die ein deutlicher Hinweis auf eine Nierenparenchymschädigung im Bereich der Glomerula und der Tubulusepithelien sind. Das Auftreten von Erythrozytenzylindern im Sediment beweist eine Schädigung der glomerulären Gefäße.

Eine Proteinurie geringen Ausmaßes ist ein häufiger, gelegentlich auch der einzige Befund, der für eine Gichtnephropathie spricht. Dagegen gehört ein nephrotisches Syndrom mit massiven Eiweißverlusten nicht zum klinischen Bild der Gichtniere und wird nur in sehr seltenen Fällen in Spätstadien der Niereninsuffizienz angetroffen. Eine mäßige Proteinurie tritt bei vielen Patienten nur intermittierend auf, weshalb sorgfältig danach zu suchen ist. Aus diesem Grunde sollten bei allen Gichtikern mit einem negativen Urinbefund mehrere Harnanalysen durchgeführt werden. Da die Proteinurie ein Frühsymptom der Nierenbeteiligung der Gicht sein kann, sollte bei einer bisher ungeklärten Proteinurie immer eine gezielte Nachanamnese im Hinblick auf eine Gicht erhoben und der Harnsäurespiegel im Serum gemessen werden.

Selbstverständlich gehört auch die Bestimmung des spezifischen Gewichtes des Urins zur Routineuntersuchung, da sich eine Schädigung der Nieren in fortgeschrittenen Stadien durch ein konstant niedriges spezifisches Gewicht als Ausdruck einer mangelnden Konzentrationsfähigkeit äußern kann.

Auch die Untersuchung des 24-Std.-Sammelurins zur quantitativen Bestimmung der Eiweiß-, Harnsäure- und Kreatininausscheidung sollte unbedingt bei jedem Gichtpatienten durchgeführt werden. Mit der Analyse des Sammelurins läßt sich eine intermittierende Proteinurie erkennen, die sich bei der Untersuchung kleiner Spontanurinproben dem Nachweis entziehen kann. Noch wichtiger ist bei nachgewiesener Proteinurie die Erfassung des gesamten Eiweißverlustes in 24 Stunden, da er als Hinweis auf das Ausmaß der Nierenschädigung gelten und als Maßstab für die Progredienz der Nephropathie während der weiteren Betreuung des Patienten verwendet werden kann. Die Messung der Kreatininausscheidung ist im Urin für die Bestimmung der Kreatininclearence notwendig, die unter den Routinemethoden den empfindlichsten Parameter für eine Einschränkung der Nierenfunktion darstellt. Die Quantifizierung der Harnsäureausscheidung im 24-Std.-Urin ist in mehrfacher Hinsicht von Bedeutung. Der Quotient aus Harnsäure- und Kreatininkonzentration im Urin gibt Hinweis auf die Genese der Gicht. Er liegt bei Erwachsenen über 1, wenn eine massive Harnsäureüberproduktion stattfindet, zum Beispiel bei sekundärer Gicht durch lymphoproliferative Krankheiten oder bei den selte-

nen, durch einen Enyzmdefekt verursachten Gichtfällen. Wichtig ist die Messung der Harnsäureausscheidung auch für therapeutische Entscheidungen und besonders als Verlaufskontrolle während einer Behandlung der Gicht. Mit zunehmender Einschränkung der Nierenfunktion im Verlaufe einer Gicht kommt es zu einer Abnahme der Harnsäureausscheidung bei gleichzeitigem Anstieg der Serumharnsäure, ein weiteres Indiz für eine schwere Gichtnephropathie.
Bei der bereits erwähnten Häufigkeit der Pyelonephritis von fast 80% sollte eine mikrobiologische Untersuchung des Mittelstrahlurins unbedingt durchgeführt werden. Dies gilt um so mehr, wenn bereits Nierensteine vorgelegen haben, da die Nephrolithiasis die Infektionsanfälligkeit erhöht und andererseits eine Infektion das Risiko der Harnsäuresteinbildung verstärkt.
Bei jedem Patienten mit dem Verdacht auf eine Nephrolithiasis sollte der Versuch unternommen werden, einen abgehenden Stein aufzufangen und diesen biochemisch zu analysieren, um dadurch Aufschluß über die Genese des Steins zu erhalten.
Auch wenn alle genannten Harnbefunde keineswegs charakteristisch für eine Gichtniere sein müssen, sondern ebenso gut Folge einer anderen Nierenkrankheit sein können, begründen sie im Zusammenhang mit einer Gicht den dringenden Verdacht auf eine Gichtnephropathie. Finden sich ungeklärte pathologische Befunde im Urin ohne anamnestische Hinweise auf eine Gicht, so muß man dennoch eine Gichtniere in die differentialdiagnostischen Überlegungen einbeziehen.

5.4.2 Serumproben

Der nächste Schritt beinhaltet die laborchemische Untersuchung des Serums. Die wichtigste diagnostische Maßnahme ist die Bestimmung der Serumharnsäure. Genaue Werte sind ausschließlich mit einer enzymatischen Methode zu erzielen (Zöllner, 1963). Weiter sind die anderen harnpflichtigen Substanzen Kreatinin und Harnstoff-N zu prüfen, aber auch Gesamt-Eiweiß und Elektrolyte im Serum. Bei Verdacht auf eine Einschränkung der Nierenfunktion sollte die Bestimmung der Kreatininclearence erfolgen, um quantitative Ausgangswerte zu haben. Darüberhinaus sollten alle notwendigen Untersuchungen zum Ausschluß einer sekundären Gicht als Folge einer vermehrten Harnsäurebildung, bzw. einer verminderten renalen Harnsäureausscheidung durchgeführt werden. Die Tabelle 11 zeigt die häufigsten Krankheiten, bzw. Medikamente, die eine sekundäre Gicht auslösen können.

Tabelle 11. Wichtige sekundäre Hyperurikämien mit Gicht

Vermehrte Harnsäurebildung	verminderte Harnsäureausscheidung
Hämoblastosen Chronische myeloische Leukämie Polyzythämie Osteomyelosklerose (hämolytische Anämien) Glukose-6-phosphatase-Mangel (Vermehrte Zufuhr von Nahrungspurinen)	Nierenkrankheiten Hyperlaktacidämien hohe Alkoholspiegel Glukose-6-phospatase-Mangel Ketoazidosen Fasten Diabetes mellitus Arzneimittel Saluretika Pyrazinamid Ethambutol Salicylate 1–2 g/die

5.4.3 Hypertonie

Bei jedem Arztbesuch muß der Blutdruck des Gichtikers gemessen werden, da mindestens ein Viertel der Gichtpatienten eine Hypertonie hat (Zöllner, 1968), deren Anteil bei nachgewiesener Gichtniere sogar auf 70% ansteigt (Wyngaarden u. Kelley, 1976). Werden erhöhte Blutdruckwerte bei einem früher normotonen Gichtpatienten gemessen, so muß dies als Hinweis auf eine Nierenbeteiligung angesehen werden. Wird bereits bei dem ersten Arztbesuch des Gichtikers eine Hypertonie festgestellt, so müssen weitere Untersuchungen zur Genese der Hypertonie sowie zu Hypertoniefolgen durchgeführt werden. Auch ist es wichtig, durch Anamnese und Kontakt mit vorbehandelnden Kollegen, die bisherige Dauer der Hypertonie kennenzulernen.

5.4.4 Ultraschalldiagnostik

Weitere wertvolle Hinweise zur Frage einer Nephropathie bei Gicht kann die sonographische Untersuchung der Patienten liefern. Mit dieser Methode, die den Patienten nicht nennenswert belästigt oder gefährdet, kann die Größe beider Nieren bestimmt werden. Steine im Bereich der Nierenbecken sowie der ableitenden Harnwege sind in vielen Fällen eindeutig zu erkennen. Die Diagnose einer Hydronephrose auf dem Boden einer Nephrolithiasis läßt sich in kurzer Zeit stellen (Abb. 35). Das sonographische Verfahren ist eine brauchbare

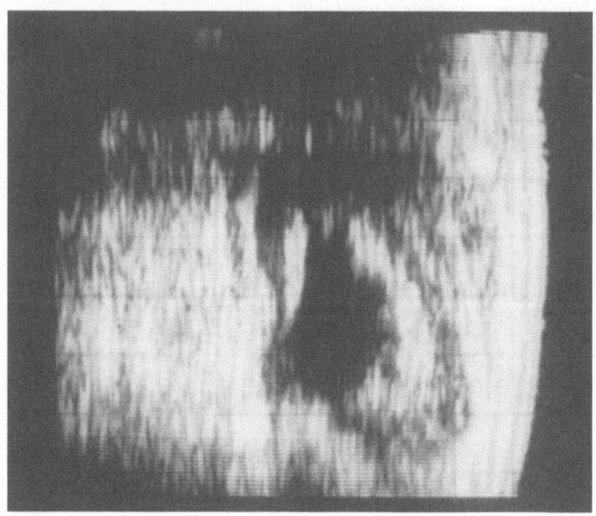

Abb. 35. Sonographisches Bild einer Hydronephrose

Methode, die gelegentlich radiologische Kontrastmitteluntersuchungen der Nieren ersparen kann. Wenn Röntgenuntersuchungen zum Beispiel durch Kontrastmittelallergie oder bei Niereninsuffizienz undurchführbar sind, bietet sie die beste Möglichkeit der Beurteilung der Nierenform und Größe. Eine sonographische Verlaufsbeobachtung der Nierengröße über Jahre hinweg oder kurzfristige Kontrollen des Therapieerfolgs bei der konservativen Behandlung der Nierensteine sind mit dieser Methode leicht durchführbar.

5.4.5 Röntgenuntersuchung

Die Röntgenuntersuchung der Nieren ist durch die Ultraschalldiagnostik nicht völlig ersetzbar. Die Bedeutung der Pyelographie liegt vor allem in der Diagnostik der Nephrolithiasis. Leeraufnahme und Kontrastmitteluntersuchung liefern Hinweise auf die Strahlentransparenz der Konkremente und damit die chemische Zusammensetzung von Nierensteinen sowie deren Lokalisation. Wie bei der Sonographie lassen sich Nierenform und -größe gut beurteilen. Darüberhinaus ergibt die intravenöse Pyelographie deutliche Hinweise auf Veränderungen der Nierenkelche, die durch abgelaufene Pyelonephritiden verursacht worden sind. Nach Kröpelin et al. (1975) sollen sich aber auch bei gichtbedingten parenchymatösen Nierenschäden charakteristische

Röntgenzeichen für die Gichtnephropathie finden. Eine sich diffus ausbreitende Fibrose und Sklerose soll die radiologisch erkennbare Folge der Ausfällung und Ablagerung von Harnsäuremikrokristallen im Nierenmark sein. Darüberhinaus fanden die Autoren Papillennekrosen und Vernarbungen der Nierenkelche als typischen Röntgenbefund einer chronischen abakteriellen interstitiellen Nephritis.

5.4.6 Nierenbiopsie

Für die Diagnostik der Gichtniere ist es wesentlich zu wissen, daß mit den üblichen klinischen und laborchemischen Untersuchungen eine Gichtnephropathie zwar wahrscheinlich gemacht werden kann, nicht immer jedoch zweifelsfrei nachzuweisen oder auszuschließen ist. Lediglich eine Nierenbiopsie zur histologischen Untersuchung des Gewebes kann die endgültige Diagnose sichern. Da sich allein aus einem histologischen Nachweis einer Nierenbeteiligung aber keine wesentlichen therapeutischen Konsequenzen ergeben, sind Punktionen in Anbetracht des Risikos bisher kaum systematisch durchgeführt worden.

5.5 Niereninsuffizienz als Ursache einer sekundären Gicht

Obwohl es bei fast allen Patienten mit Niereninsuffizienz zu einer Hyperurikämie durch Verminderung der Harnsäureausscheidung kommt, entwickelt sich nur in weniger als 1% der Fälle eine Gicht. Unter 882 Patienten mit chronischer Niereninsuffizienz fanden SARRE und MERTZ (1965) nur 6 Patienten mit Gicht, unter denen jedoch 4 Patienten wahrscheinlich eine primäre Gicht hatten. Für die Häufigkeit einer sekundären Gicht spielt die Ursache der Niereninsuffizienz eine gewisse Rolle. So finden sich sekundäre Gichtfälle extrem selten bei chronischer Glomerulonephritis, während sie bei der – in Deutschland raren – Bleinephropathie häufig ist. Bei 40% aller Patienten mit einer chronischen Bleivergiftung und Niereninsuffizienz in einem Südstaatenkrankenhaus in den USA fanden BALL und SORENSEN (1969) eine Gicht. Als Ursache der Bleivergiftung wurde in der Mehrzahl der Fälle selbstgebrauter Alkohol („moonshiner“) vermutet, der in bleihaltigen Gefäßen hergestellt wurde. Eine höhere Inzidenz der sekundären Gicht findet sich auch bei Zystennieren, die aber ebenfalls nicht allzu häufig sind.

Patienten mit einer Niereninsuffizienz, die sich in einem Hämodialyseprogramm befinden, haben selten eine Hyperurikämie, da die Harnsäure gut dialysierbar ist. Die gelegentlich auftretenden akuten Arthritiden bei diesen Patienten sind in der Mehrzahl Pseudogichtanfälle, die durch Kalziumphosphatkristalle ausgelöst werden.

Literatur

Aronoff, A.: Acute gouty arthritis precipitated by chlorothiazide. N Engl J Med *262,* 767 (1960)

Ball, G. V., Sorensen, L. B.: Pathogenesis of hyperuricemia in saturnine gout. N Engl J Med *280,* 1199 (1969)

Boyle, J. A., Buchanan, W. W.: Gout and pseudogout. In: Clinical Rheumatology. Boyle, J. A., Buchanan, W. W. (eds) Oxford. Edinburgh. Blackwell 1971 p. 219–261.

Buchanan, W. W., Klinenberg, J. R., Seegmiller, J. E.: The inflammatory response to injected microcrystalline monosodium urate in normal, hyperuricemic, gouty and uremic subjects. Arthrit Rheum *8,* 361 (1965)

Cannon, J. P., Symchych, P. S., De Martini, F. E.: The distribution of urate in human and primate kidney. Proc Soc Exp Biol Med *129,* 278 (1968)

Damon, A., Holub, D. A.: Host factors in polycythemia vera. Ann Intern Med *49,* 43 (1958)

Deitrick, J. E.: The association of congenital hemolytic icterus and gout. Int Clin *3,* 264 (1940)

Dent, C. E.: Some problems of hyperparathyroidism. B Med J *2,* 1419 (1962)

Dihlmann, W.: Gelenke-Wirbelverbindungen. Stuttgart: Thieme 1973

Dihlmann, W.: Arthropathien bei Gicht und Pseudogicht. In: Lehrbuch der Röntgendiagnostik Band II/1. Schinz, H. R., Baensch, W. E., Frommhold, W., Glauner, R., Uehlinger, E., Wellauer, J. (Hrsg.) Stuttgart: Thieme 1979, S. 730

Dihlmann, W., Fernholz, H. J.: Gibt es charakteristische Röntgenbefunde bei der Gicht? Dtsch Med Wochenschr *94,* 1909–1911 (1969)

Dihlmann, W., Fernholz, H. J.: Osteoplastische Reaktionen bei chronischer Gicht. Fortschr Röntgenstr *120,* 216 (1974)

Eisen, A. Z., Seegmiller, J. E.: Uric acid metabolism in psoriasis. J Clin Invest *40,* 1486 (1961)

Emmerson, B. T.: Chronic lead nephropathy. The diagnostic use of calcium EDTA and the association with gout. Aust Ann Med *12,* 310 (1963)

Emmerson, B. T.: The clinical differentiation of lead gout from primary gout. Arthritis Rheum *11,* 623–634 (1968)

Forrester, D. M., Nesson, J. W.: The radiology of joint disease. Philadelphia, London, Toronto: Saunders 1973

Goldstein, R. A., Becker, K. D., Israel, H. L.: Urate metabolism in sarcoidosis. Arch Intern Med *133,* 379 (1974)

Gonick, H. C., Rubini, M. E., Gleason, I. O., Sommers, S. C.: The renal lesion in gout. Ann Intern Med *62,* 667 (1965)

Graham, R., Scott, J. T.: Clinical survey of 354 patients with gout. Ann Rheum Dis *29,* 461–468 (1970)

Griebsch, A., Zöllner, N.: Normalwerte der Plasmaharnsäure in Süddeutschland. Z Klin Chem Klin Biochem *11,* 346 (1973)

Gröbner, W., Zöllner, N.: 1971 (unveröffentlicht)

Gröbner, W., Zöllner, N.: Moderne Aspekte zur Pathophysiologie der familiären Hyperurikämie. Med Technik *95,* 94 (1975)

Gutman, A. B.: Primary and secondary gout. Ann Intern Med *39,* 1062 (1953)

Gutman, A. B., Yü, T-F.: Current principles of management in gout. Am J Med *13,* 744–759 (1952)

Gutman, A. B., Yü, T-F.: Gout and uric acid metabolism. In: Talbott, J. H., Yü, T-F. (eds.) New York: Grune + Stratton 1976, p. 27

Hadler, N. M., Franck, W. A., Bress, N. M., Robinson, D. R.: Acute polyarticular gout. Am J Med *56,* 715–719 (1974)

Hall, A. P., Barry, P. E., Dawber, T. R., Mc Namara, P. M.: Epidemiology of gout and hyperuricemia. Am J Med *42,* 27–37 (1967)

Heilmeyer, L., Begemann, H. (Hrsg.): Blut und Blutkrankheiten, Handbuch der Inneren Medizin, 4. Aufl., Bd. II. Berlin, Göttingen, Heidelberg: Springer-Verlag 1951

Hench, P. S., Rosenberg, E. F.: Palindromic rheumatism. Proc Mayo Clin *16,* 808–813 (1941)

Howell, R. R.: The glycogen storage diseases. In: Metabolic basis of inherited disease, Stanbury, J. B., Wyngaarden, J. B., Fredrickson, D. S. (Hrsg.). New York: McGraw Hill 1972, S. 149

Kaplan, H.: Sarcoid arthritis with response to colchicine. N Engl J Med *263,* 778–781 (1960)

Kelley, W. N., Goldfinger, S. E., Hardy, H. L.: Hyperuricemia in chronic beryllium disease. Ann Intern Med *70,* 977 (1969)

Klinenberg, J. R., Goldfinger, S. E., Miller, J. and Seegmiller, J. E.: Arthritis Rheumat *6,* 779 (1963)

Klotz, H. G., Prohaska, E., Salmhofer, L., Schmid, L.: Gicht aus der Sicht einer Sonderheilanstalt für Rheumakranke. Wien klin Wschr *83,* 177 (1971)

König, E., Zöllner, N.: Sekundäre Gicht bei Osteomyelosklerose und bei Polycythaemia vera. Med Klinik *57,* 1741 (1962)

Kolb, F. O., DeLalla, O. F., Gofman, J. W.: The hyperlipidemias in disorders of carbohydrate metabolism. Serial lipoprotein studies in diabetic acidosis with xanthomatosis and in glycogen storage disease. Metabolism *4,* 310 (1955)

Kröpelin, T., Weingard, D., Baumgartner, L.: Röntgendiagnostik der Nephropathie bei Gicht. Nieren- und Hochdruckkrankheiten *5,* 180 (1975)

Lambie, C. J.: Study of juvenile gout in patients suffering from chronic erythronoclastic anemia of obscure origin, together with observations upon the physical state of uric acid in the blood and effects of splenectomy. Med J Aust *1,* 535 (1940)

Leschke, E.: Hemolytic icterus and gout. Med Klin *18,* 896 (1922)

Lockie, L. M.: A discussion of a therapeutic test and a provocative test in gouty arthritis. Ann Intern Med *13,* 755–760 (1939)

Louyot, P., Rauber, G., Gaucher, A., Huriet, C., Peterschmitt, J.: Le rein du goutteux. In: La goutte. Rapports Presentes au XXXIV[e] Cong. Franc. de Medicine. Paris: Masson 1963

Lynch, E. C.: Uric acid metabolism in proliferative diseases of the marrow. Arch Intern Med *109,* 639 (1962)

McCarty, D. J., Hollander, J. L.: Identification of urate crystals in gouty synovial fluid. Ann Intern Med *54,* 452–460 (1961)

Meyer, W. J., Gill, J. R. Jr., Bartter, F. C.: Gout as a complication of Bartter's syndrome. A possible role for alkalosis in the decreased clearance of uric acid. Ann Intern Med *83,* 56 (1975)

Naimark, A., Fyles, T. W.: Gout as a complication of chlorothiazide therapy. Can Med Assoc J *83,* 819 (1960)

Owen, T. K., Roberts, J. C.: Acholuric jaundice and gout. Br Med J *2,* 661 (1937)

Parsons, W. B.: Studies of nicotinic acid use in hypercholesterolemia. Arch Intern Med *107,* 653 (1961)

Peters, J. P., van Slyke, D. D.: Quantitative clinical chemistry, interpretations. Baltimore: Williams and Wilkins 1964

Postlethwaite, A. E., Bartel, A. G., Kelley, W. N.: Hyperuricemia due to ethambutol. N Engl J Med *286,* 761 (1972)

Richet, G., Mignon, F., Ardaillon, R.: Goutte secondaire de nephropathies chroniques. Presse Med *73,* 633 (1965)

Sarre, H., Mertz, D. P.: Sekundäre Gicht bei Niereninsuffizienz. Klin Wochenschr *43,* 1134 (1965)

Schacherl, M., Schilling, F., Gamp, A.: Das radiologische Bild der Gicht. Radiologe *6,* 231–238 (1966)

Scheibe, P., Bernt, E., Bergmeyer, H. U.: Harnsäure. In: Methoden der enzymatischen Analyse, 3. Aufl., Bergmeyer, H. U. (Hrsg.). Weinheim: Chemie 1974

Schilling, F.: Die Gicht – Klinik, Diagnose und Therapie. Monatschr Ärtzl Fortbildg *23,* 285 (1973)

Scott, J. T., Dixon, A. St., Bywaters, E. G.: Association of hyperuricemia and gout with hyperparathyroidism. Br Med J *5390,* 1070 (1964)

Sears, W. G.: The occurrence of gout during treatment of pernicious anemia. Lancet *1,* 24 (1933)

Seegmiller, J. E., Laster, L., Howell, R. R.: N Engl J Med *268,* 712 (1963)

Seewald, K.: Bericht über einen Fall der Dissektion des oberen Patellarpols im Verlauf einer Arthritis urica. Wien klin Wochenschr *83,* 548 (1971)

Shelp, W. D., Steele, T. H., Rieselbach, R. E.: Comparison of urinary phosphate, urate and magnesium excretion following parathyroid hormone administration to normal man. Metabolism *18,* 63 (1969)

Smyth, C. J.: Current therapy of gout. JAMA *152,* 1106 (1953)

Stroebel, C. F., Law, W. M.: Polycythemia vera. Med Clin North Am *40,* 1045 (1956)

Talbott, J. H.: Gout and blood dyscrasias. Medicine *38,* 173 (1959)

Talbott, J. H., Terplan, K. L.: The kidney in gout. Medicine *43,* 405 (1960)

Thannhauser, S. J.: Lehrbuch des Stoffwechsels und der Stoffwechselkrankheiten. München: Bergmann 1929

Tinney, W. S., Polley, H. F., Hall, B. E., Giffin, H. Z.: Polycythemia vera and gout: report of eight cases. Proc Mayo Clin *20,* 49 (1945)

Videbaek, A.: Polycythaemia vera: course and prognosis. Acta Med Scand *138,* 179 (1950)

Vining, C. W., Thompson, J. G.: Gout and aleukemic leukemia in a boy aged five. Arch Dis Child *9,* 277 (1934)

Wallace, S. L., Bernstein, D., Diamond, H.: Diagnostic value of colchicine therapeutic trial. J Amer med Ass *199,* 525–528 (1967)

Wallace, S. L., Robinson, H., Masi, A. T., Decker, J. L., McCarty, D. J., Yü, T-F.: Preliminary criteria for the classification of acute arthritis of primary gout. Arthritis Rheum *20,* 895–900 (1977)

Wallace, S. L., Robinson, H., Masi, A. T., Decker, J. L., McCarty, D. J., Yü, T-F.: Selected data on primary gout. Bull Rheum Dis *29,* 992–995 (1978)

Wasserman, L. R.: Polycythemia vera: Its course and treatment: Relation to myeloid metaplasia and leukemia. Bull N Y Acad Med *30,* 343 (1954)

Weisberger, A. S., Persky, L.: Renal calculi and uremia as complications of lymphoma. Am J Med Sci *225,* 669 (1953)

Wyngaarden, J. B., Kelley, W. N.: Gout and hyperuricemia. New York, San Francisco, London: Grune & Stratton 1976

Yü, T. F.: Secondary gout associated with myeloproliferative diseases. Arthr Rheum *8,* 765 (1965)

Yü, T. F.: Uric acid nephrolithiasis. In: Uric acid. Kelley, W. N., Weiner,, J. M. (eds.), Berlin, Heidelberg, New York: Springer 1978
Yü, T-F., Gutman, A. B.: Uric acid nephrolithiasis in gout. Predisposing factors. Ann Intern Med *67,* 1133–1146 (1967)
Zöllner, N.: Moderne Gichtprobleme. Ätiologie, Pathogenese, Klinik. Ergeb Inn Med Kinderheilkd *14,* 321 (1960)
Zöllner, N.: Eine einfache Modifikation der enzymatischen Harnsäurebestimmung. Z Klin Chem *1,* 178 (1963)
Zöllner, N.: Sekundäre Hyperurikämie und sekundäre Gicht. In: Handbuch der Inneren Medizin, Bd. VII/3. Zöllner, N., Gröbner, W. (Hrsg.) Berlin, Heidelberg, New York: Springer 1976, S. 164
Zöllner, N.: Beurteilung chemischer und physikalischer Befunde. In: Vom Symptom zur Diagnose. Hadorn, W. und Zöllner, N. (Hrsg.). Basel: Karger 1979, S. 496
Zöllner, N., Gröbner, W.: Die Gichtniere. In: Handbuch der Inneren Medizin, Bd. VII/3. Zöllner, N., Gröbner, W. (Hrsg.) Berlin, Heidelberg, New York: Springer 1976

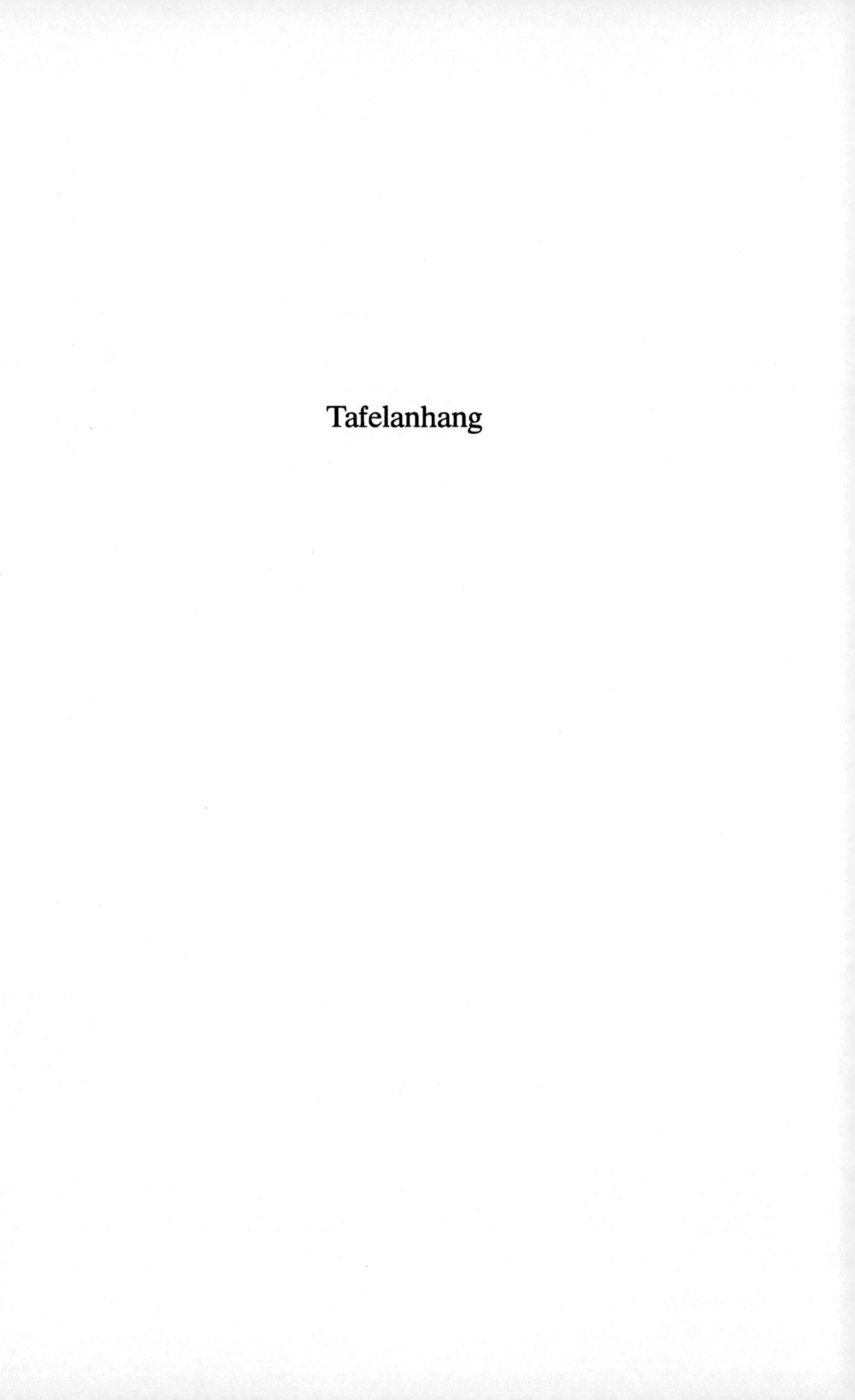

Tafelanhang

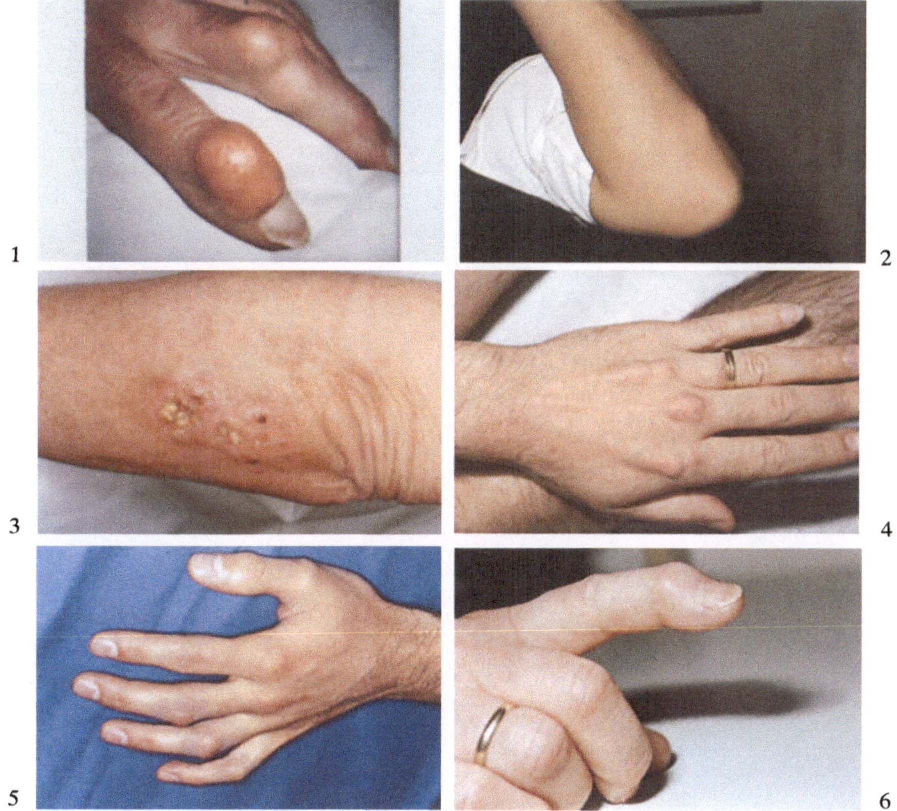

Tafel I

I.1. Tophus

I.2. Rheumaknoten

I.3. Kalkknoten

I.4. Sehnenxanthome

I.5. Fingerknöchelpolster (kuckle pads)

I.6. Heberden-Knötchen